AF613910

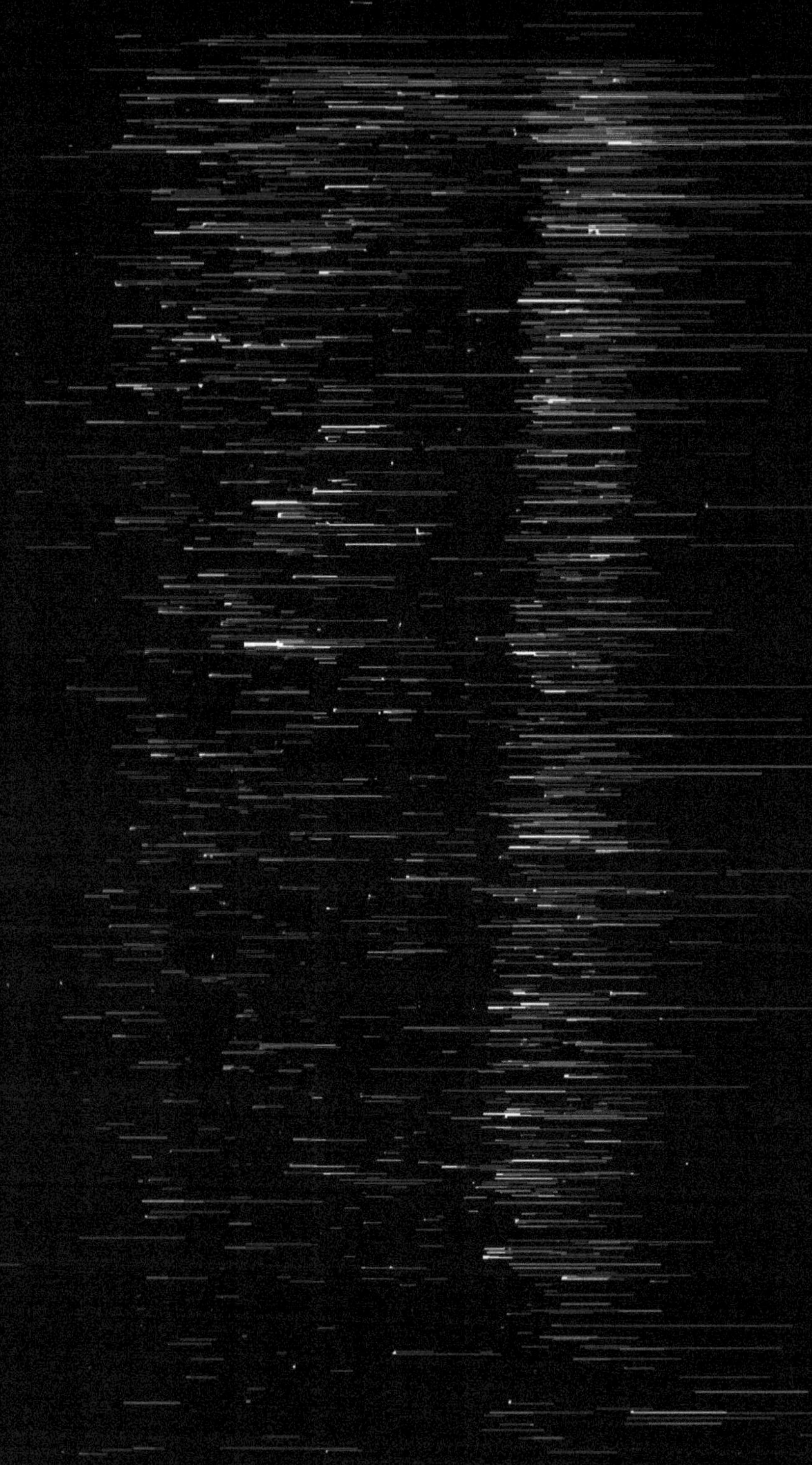

TRAITÉ ÉLÉMENTAIRE

D'HYGIÈNE

OUVRAGES DES MÊMES AUTEURS

Étude d'hygiène. — Des liquides employés dans l'éclairage artificiel. (Thèse de doctorat, 1864.) Par le Dr Léon DUCHESNE.

Influence sur la santé publique de la fabrication de l'aniline et des produits qui en dérivent. (Ouvrage couronné par la Société de médecine de Lyon, 1867.) Par le Dr Léon DUCHESNE.

Rapport général sur les crèches du département de la Seine (1873), par le Dr Léon DUCHESNE.

Des soins généraux à donner aux malades (Leçons publiées dans le *Manuel des gardes-malades et ambulancières*.1879), par le Dr Léon DUCHESNE.

Des applications nouvelles à la thérapeutique pendant l'année 1883, par le Dr Léon DUCHESNE.

Biographie et bibliographie des membres du Conseil d'hygiène publique et de salubrité de la Seine depuis sa fondation (1802), par le Dr Léon DUCHESNE.

Traité d'hygiène et de pathologie professionnelle, par MM. les Drs L. DUCHESNE et Ed. MICHEL. (Paraît par monographies.)

Des ouvriers employés dans les industries textiles (filatures, tissages, impression, blanchiment). Etude d'hygiène professionnelle. Mémoire couronné par la Société industrielle d'Amiens (1885).

Considérations sur le rhumatisme cérébral. (Thèse de doctorat, 1863.) Par le Dr Ed. MICHEL.

Recherches sur les abcès du foie s'ouvrant dans la poitrine, 1869, par le Dr Ed. MICHEL.

Leçons d'hygiène (dans le *Manuel des gardes-malades et ambulancières*), par le Dr Ed. MICHEL (1879).

ASNIÈRES. — IMPRIMERIE LOUIS BOYER ET Cie, 7, RUE DU BOIS.

TRAITÉ ÉLÉMENTAIRE
D'HYGIÈNE

Rédigé conformément aux programmes des lycées de jeunes filles

ET A L'USAGE DES

Écoles, Lycées, Collèges, Écoles normales primaires et des élèves qui préparent leurs examens du brevet supérieur

PAR

M. LE DR L. DUCHESNE

Ancien interne des hôpitaux de Paris,
Ancien président
de la Société de médecine pratique
de Paris,
Membre de la Société de thérapeutique,
de la Société de médecine publique,
et d'hygiène professionnelle,
Officier d'académie, etc.

M. LE D[R] ED. MICHEL

Ancien président de la Société
de médecine pratique de Paris
et de la Société médico-pratique,
Membre de la Société de thérapeutique
et de la Société de médecine
publique et d'hygiène professionnelle
Chevalier de la Légion d'honneur,
Officier d'Académie, etc.

OUVRAGE COURONNÉ PAR LA SOCIÉTÉ D'INSTRUCTION ÉLÉMENTAIRE

(MÉDAILLE D'ARGENT)

Et adopté par les Écoles et les Bibliothèques municipales

TROISIÈME ÉDITION

CONSIDÉRABLEMENT AUGMENTÉE

PARIS

OCTAVE DOIN, ÉDITEUR

8, PLACE DE L'ODÉON, 8

1887

PRÉFACE

Deux ans seulement se sont écoulés entre la première et la troisième édition de notre traité élémentaire d'hygiène. Un pareil succès (bien qu'il ait été consacré par la société pour l'instruction élémentaire qui nous a décerné sa plus haute récompense, la médaille d'argent, et par l'autorité préfectorale qui a adopté cet ouvrage pour les bibliothèques municipales et scolaires) un pareil succès, disons-nous, n'est pas seulement dû au soin que nous avons apporté à la rédaction de ce petit traité, à la peine que nous nous sommes efforcés de prendre, il vient surtout de ce que les ouvrages sur la matière se comptent encore dans notre littérature pédagogique.

C'est que l'hygiène, si elle est une science éminemment utile à tous, est aussi celle qu'il est le plus difficile d'enseigner Dans tous les pays étrangers elle fait partie des programmes d'études et y occupe même une large place. L'éducation morale et physique de la jeunesse a tout à gagner à ce qu'il en soit ainsi.

En France, une timide tentative a été faite en 1872, au lendemain de nos désastres. Dans les lycées de jeunes gens on a institué des cours qui ont été, depuis, supprimés ; il ne reste plus, à l'heure actuelle, que les lycées de jeunes filles, où, pendant la troisième année, on fait dès leçons, trop courtes et trop peu nombreuses, d'hygiène. Ce n'est certes pas assez, mais cela nous suffit, pour le moment; c'est par la mère de famille que les notions d'hygiène prendront place au foyer, nous sommes sûrs, dès lors, que leur utilité s'imposera et qu'elles se vulgariseront.

Dans le but d'être utiles à celles auxquelles nous nous voyons forcés de nous adresser désormais et sur lesquelles nous comptons, nous avons suivi exactement le programme du cours qui leur est professé.

Ce programme, bien rédigé dans son ensemble, n'est pas à l'abri de graves critiques, il a besoin d'être très notablement modifié. Il ne nous a pas paru suffisamment logique, ni bien coordonné, il oblige à des redites fréquentes et laisse dans l'ombre, des sujets qui méritaient d'être beaucoup plus développés. Mais tel qu'il est, il est devenu notre guide, nous l'avons suivi pas à pas, en le complétant, afin d'être utiles, non seulement aux élèves de nos lycées de jeunes filles, mais aussi à toutes les personnes qui préparent leur examen du brevet supérieur. Nous avons fait tous nos efforts pour rendre notre livre aussi clair, aussi précis que possible (même quelquefois au dépens de l'élégance du style) afin, qu'introduit dans la famille, par l'enfant, qui a besoin de l'étudier, il puisse donner aux parents les notions d'hygiène que nul ne doit ignorer.

DE L'HYGIÈNE

CHAPITRE PREMIER

DE L'HYGIÈNE, SON BUT, SON UTILITÉ

But de l'hygiène. — La science dont il va être question est, à coup sûr, l'une des moins connues, des moins étudiées, et c'est cependant l'une des plus dignes de l'être.

Son utilité s'affirme chaque jour davantage, et ses résultats deviennent chaque jour plus probants.

Son but est non seulement de prolonger la vie et de conserver la santé, mais elle cherche encore à nous améliorer de toutes manières, au point de vue physique comme au point de vue moral.

Son champ d'observation est illimité. Tantôt elle s'occupe de l'homme isolé, et s'efforce de le placer dans les meilleures conditions pour que ses fonctions s'exécutent régulièrement, sans entrave et sans désordre; tantôt, au contraire, elle étudie les hommes réunis en société, et entreprend de déterminer comment peuvent être combattues les influences mauvaises qui résultent, pour l'être humain, du voisinage de son semblable.

C'est dire, n'est-il pas vrai, que tout ce qui constitue un progrès, physique ou moral, pour l'individu ou pour l'espèce, est du domaine de l'hygiène.

Pour arriver aux résultats sérieux qu'elle promet, cette science emprunte à toutes les autres leurs procédés, leurs méthodes et leurs lois ; aussi peut-on affirmer qu'elle est, en quelque sorte, l'application de toutes les sciences physiques et naturelles.

Supposons un espace restreint dans lequel sont réunis plusieurs êtres humains. Au bout d'un certain temps, l'atmosphère de la pièce sera viciée par la respiration des personnes qui s'y trouvent, il en résultera pour elles un malaise qui ira en s'aggravant au point qu'elles ne tarderont pas à être sérieusement indisposées, si l'air n'est pas renouvelé.

Grâce au concours que la chimie prête à l'hygiène, on a pu déterminer quelles étaient les modifications subies par l'air et les causes qui le rendaient nuisible ; la géométrie a appris à mesurer la capacité du local, la physique les moyens de le ventiler. Rien de plus facile alors que de régler le temps pendant lequel un nombre déterminé de personnes peut y séjourner sans danger.

Cet exemple suffirait à lui seul pour démontrer l'utilité de la science dont nous nous occupons. Il en est un grand nombre d'autres, non moins probants. Ainsi les hygiénistes ont pu, en combinant un ensemble de précautions appropriées au genre de vie et au tempérament de certains sujets, modifier profondément leur constitution et améliorer leur santé.

Combien n'a-t-on pas vu d'enfants lymphatiques, pâles, chétifs, sans réaction vitale, dont l'état général n'avait pu être heureusement influencé par aucun médicament, changer de nature, devenir forts, vigoureux, intelligents même, sous l'influence de moyens hygiéniques bien appliqués ?

Son utilité. — L'histoire suivante est toujours utile à citer : Cornaro, noble vénitien, usé dès l'âge de quarante ans, par tous les excès, voyant la mort arriver à grands pas, résolut de réformer complètement sa manière de vivre, et se soumit à un régime des plus sévères. Les résultats qu'il obtint dépassèrent son attente, car, non seulement il vécut jusqu'à cent trois ans, mais encore il fut exempt de toute infirmité et sa lucidité d'esprit était telle qu'il composa, arrivé à la plus grande vieillesse, un volumineux traité sur la Tempérance.

L'âge auquel est parvenu Cornaro doit-il être regardé comme le terme extrême que peut nous faire atteindre une hygiène parfaite ?

Flourens, et avant lui Buffon, avaient vu que tous les animaux, pour arriver à leur entier développement, mettent un nombre d'années égal à la cinquième partie de leur existence totale. Or l'homme, qui n'est complètement développé que vers vingt-trois ans, devrait vivre 23×5 ou 115 ans !

Nous sommes bien loin, hélas! d'une existence aussi longue; cependant en jetant les yeux sur les chiffres donnés par Michel Lévy, dans son remarquable traité d'hygiène, nous voyons que la vie humaine n'était en 1798 que de 28 ans 3/4; depuis que les lois de l'hygiène ont été mieux étudiées et mieux mises en pratique, la même moyenne s'est notablement élevée, et en 1862, elle était de 36 ans 7 mois. Ce résultat doit frapper les esprits les moins attentifs : il démontre l'immense utilité de la science dont nous allons exposer les règles.

Sans nous arrêter à prouver que, depuis les temps les plus reculés, on s'est occupé d'hygiène, que les premières lois ont été dictées par les prêtres de toutes les religions (ce qui assigne à cette science une origine très ancienne), nous entrons immédiatement en matière.

CHAPITRE II

HYGIÈNE DE LA PREMIÈRE ENFANCE

Importance de cette partie de l'hygiène. — Poids de l'enfant. — Respiration. — Alimentation : allaitement maternel; allaitement par une nourrice, allaitement artificiel. — Lait, ses qualités alimentaires. — Lait de vache, de chèvre et d'ânesse. — Augmentation de poids journalier du nouveau-né. — Biberon. — Précautions indispensables. — Sevrage. — Dentition.

Chambre du nouveau-né. — Berceau, questions qui se rapportent au berceau. — Vêtements de l'enfant. — Soins de propreté. — Promenades de l'enfant. — Sommeil. — Soins nécessités par le développement intellectuel.

L'enfant qui vient au monde est la plus frêle et la plus délicate des créatures. Une variation de température quelquefois inappréciable peut compromettre son existence si précieuse cependant, à tous les points de vue, car elle constitue une joie pour la famille, pour la patrie et pour la société, une véritable richesse.

Il ne faut donc rien négliger pour conserver le petit être et l'ensemble des précautions, dont nous allons parler, doit être sévèrement appliqué.

L'enfant pèse, peu d'instants après sa naissance, de 2500 à 3500 grammes. Pendant les premiers jours qui suivent, il perd environ 110 grammes de son poids, et il ne revient guère à son état normal que vers le 10e jour. Alors, et pendant les cinq premiers mois, il augmente journellement de 20 à 30 grammes, de 10 à 15 pendant les sept mois suivants et pèse environ neuf kilogrammes à un an.

Pendant sa première année l'enfant respire environ 44 fois par minute. Si on veut se souvenir que le nombre des inspirations n'est chez l'homme que de 16 à 18, on voit clairement qu'avant tout l'enfant a besoin d'une alimentation qui permette l'augmentation de poids régulière et indispensable, dont nous parlions il n'y a qu'un instant, et d'un air pur, vivifiant qui, fréquemment introduit dans les poumons, assure l'intégrité de cette grande fonction : la respiration. Nous verrons plus tard, en nous occupant de l'air atmosphérique, que la respiration n'est pas seulement un échange entre l'organisme et le milieu gazeux qui l'entoure, mais que c'est aussi une fonction destinée à entretenir la chaleur constante dont tout être humain a besoin.

L'enfant est, à ce point de vue, éminemment impressionnable aux refroidissements ; il ne résiste que très difficilement à un abaissement de la température.

En réfléchissant à ce que nous venons de dire, on se rend compte des sujets dont l'hygiène de la première enfance devra plus spécialement traiter. En premier lieu, il faut assurer à l'enfant une alimentation réparatrice, le mettre dans l'air le plus pur et le plus souvent renouvelé, le soustraire aux causes de refroidissement.

L'alimentation de l'enfant nouveau-né ou allaitement, peut se faire par sa mère, par une nourrice mercenaire, par des moyens artificiels. A tous les points de vue, l'allaitement maternel est meilleur, et c'est avec raison que l'on a dit que mieux vaut le sein d'une mère de force moyenne que celui d'une nourrice robuste. Mais il faut que la mère ne se contente pas de donner le sein à l'enfant, elle doit encore s'assurer qu'il avale réellement. Dans ce but on écoutera le bruit spécial que fait le lait en tombant dans l'œsophage, ou bien, en appuyant avec le doigt sur le cou, on sentira le déplace ment du larynx chaque fois que se produit le mouvement de déglutition.

Dès l'origine, il faut régler les tétées. L'enfant pendant les deux premiers mois doit prendre le sein toutes les deux heures pendant le jour, puis toutes les trois heures. Jamais il ne doit téter entre dix heures du soir et cinq heures du matin.

Durant la première période de la vie de l'enfant il ne doit faire que téter et dormir, mais il est utile de s'assurer qu'il a réellement ingurgité une suffisante quantité de lait ; aussi ne faut-il pas lui permettre de s'endormir au sein avant une dizaine de minutes.

L'enfant doit absorber en général 30 grammes environ de lait pendant le premier jour, 150 gr. pendant le second, 450 grammes pendant le troisième, 550 grammes pendant le cinquième, et à partir de ce moment la quantité de lait ingérée par jour augmente d'environ 100 grammes par mois. Parfois l'enfant expulse sans effort, peu de temps après la tétée, une certaine quantité de lait; c'est là un phénomène qui porte le nom de régurgitation et n'est en rien pathologique; il le faut différencier, avec soin, du vomissement, toujours accompagné d'efforts, qui arrachent à l'enfant des cris et rougissent sa face.

Jusqu'au septième mois, l'enfant ne doit pas prendre d'autre aliment que le lait. A partir de ce moment on peut y joindre quelques petits potages ayant pour base le lait de chèvre ou de vache et additionnés de fécules de farine, d'arrow-root, etc., mais il faut surveiller avec soin la dentition, ne commencer les potages que lorsqu'elle est suffisamment avancée et jamais tant que l'enfant a un nombre impair de dents. Nous verrons plus loin pour quelles raisons.

L'allaitement par une nourrice est le meilleur après l'allaitement maternel, mais il n'est jamais dans des conditions aussi bonnes. Le lait de la femme a, pendant les premiers jours, des propriétés spéciales, légèrement purgatives, utiles au petit être et dont il est toujours mauvais de le priver. De plus, à mesure que l'enfant grandit, le lait de la mère change de composition et de nature, il devient de plus en plus riche, et de mieux en mieux approprié à ses besoins. Il faut donc, autant que possible, que l'âge du lait de la nourrice ne s'éloigne pas sensiblement de l'âge du nourrisson. Celle-ci doit toujours être choisie par un médecin, dont le plus grand soin sera de s'assurer si elle est absolument exempte de ces affreuses maladies constitutionnelles transmissibles, par le contact, au nourrisson et presque toujours de la plus excessive gravité.

Quelle que soit la position et l'éloignement de la nourrice, la mère, ou, à défaut, les parents, doivent exercer sur elle la plus active surveillance et ne jamais craindre d'en changer dès que l'enfant n'est pas dans de bonnes conditions. Un préjugé des plus funestes est la croyance, trop répandue, qu'un changement de nourrice peut faire du mal à l'enfant. Inutile d'ajouter que toutes les précautions dont nous avons parlé pour la mère doivent être plus rigoureusement observées pour les nourrices.

On ne doit recourir, nous le répétons, à l'allaitement artificiel que dans le cas d'absolue nécessité et en se persuadant bien qu'il est, de tous celui qui impose le plus de sacrifices, exige le plus de sollicitude et ne remplace jamais que très imparfaitement l'autre, car il n'est pas indifférent de priver l'enfant de sa nourriture naturelle.

Le lait d'animal que l'on emploie le plus souvent dans ce dernier cas, est le lait de vache; c'est le plus commode à trouver, il n'y a pas d'autre raison, car bien d'autres laits (de chèvre, d'ânesse, etc.) se rapprochent davantage comme composition du lait de femme. La différence la plus saillante est la moindre proportion de sucre de lait que contient le lait de vache, de plus il est très chargé de matières grasses et de caséine, corps organiques que l'enfant a quelquefois beaucoup de peine à digérer, et, ce qui est un inconvénient très grave, il devient très rapidement acide et, par suite, cause des entérites et des diarrhées souvent fatales à l'enfant.

Le lait de vache que l'on emploiera pour le jeune enfant devra être trait le matin, parce que c'est à ce moment qu'il est le moins riche en matériaux solides. Pour remplacer le sucre de lait qui lui manque, on y ajoutera une certaine quantité de sucre (5 0/0 d'eau), et on l'étendra jusqu'à la fin du deuxième mois de la moitié de son poids d'eau; à partir de ce moment, d'un tiers seulement jusqu'à quatre mois, puis après on pourra l'administrer pur. Si l'enfant le supporte mal, si l'été est très chaud et que la fermentation acide soit à craindre, on l'additionnera d'une certaine quantité d'eau de chaux ou d'eau de Vichy, qui le rendra beaucoup plus facile à digérer.

Dans un certain nombre de cas, si le lait de vache est mal supporté, il faut de toute nécessité en cesser l'emploi et le remplacer par du lait d'ânesse.

C'est surtout pendant l'allaitement artificiel qu'il faut procéder à des pesées régulières et fréquentes. En général, l'enfant doit augmenter régulièrement et journellement de poids. Néanmoins il n'y a pas lieu de s'émouvoir si un jour la balance n'accuse aucun changement ou même annonce une légère diminution, mais il ne faut pas que cela se reproduise deux ou trois jours de suite et toujours examiner les selles qui démontrent immédiatement si l'enfant assimile bien sa nourriture et si le lait qu'on lui donne lui convient.

Aucune considération de quelqu'ordre qu'elle

soit, ne doit primer l'intérêt du petit être dont les entrailles extrêmement sensibles peuvent s'enflammer avec la plus excessive rapidité. Or chez l'enfant une entérite un peu sérieuse devient rapidement mortelle.

Il ne faut jamais donner à boire un à nouveau-né avec une petite cuiller, il est préférable d'employer un petit verre ou mieux un biberon.

Le meilleur de tous est celui qui renferme le moins d'accessoires, en métal, caoutchouc, liège, bois, etc.; nous ne voulons pas entrer ici dans plus de détails et juger les diverses espèces de biberons dont les noms et les vertus s'étalent sur tous les murs en pompeuses réclames. Pour nous, tous sont mauvais, surtout s'ils ne se nettoient pas facilement et si les éléments dont ils se composent, ne peuvent, sans inconvénient, passer tout le temps où ils ne servent pas, dans l'eau. C'est le seul moyen d'empêcher le séjour, dans les profondeurs du vase, d'une petite quantité de lait et par suite la formation d'algues microscopiques, de sporules, de mucédinées qui deviennent rapidement causes d'accidents très graves. Donc, et c'est là un précepte important, toutes les pièces d'un biberon doivent séjourner dans l'eau tout le temps qu'il ne sert pas. Jamais un lait laissé par l'enfant ne doit lui être présenté de nouveau; chaque fois qu'on lui donne le biberon il faut que ce dernier soit rempli d'un liquide frais composé comme nous l'avons dit et élevé à une température d'environ 37°.

Les appareils qui ne fonctionnent qu'à l'aide de

tubes, et de soupapes, fatiguent l'enfant en l'obligeant à faire des efforts considérables de succion. Ceux dans la composition desquels entre du bois ou du métal sont également à rejeter. Il ne faut jamais laisser l'enfant dans son berceau le bout de son biberon dans la bouche, mais, au contraire, exercer une surveillance active sur tout ce que l'enfant absorbe et, dans ce but, tenir l'appareil sans cesse dans la main. Une simple bouteille avec un doigt de gant en caoutchouc est à nos yeux préférable, et nous a toujours très bien réussi.

Nous ne saurions trop insister sur les dangers de l'allaitement au biberon qui a été défini « un infanticide prémédité. » Que dire de ce que l'on est convenu d'appeler l'allaitement mixte, c'est-à-dire de cette pratique qui consiste à suppléer la mère en employant alternativement le lait de la mère et celui des femelles d'animaux? Certes il vaut mieux que le précédent. Mais il ne faut pas croire que ce soit la perfection, loin de là. Certains enfants le supportent très difficilement et il faut de toute nécessité en venir à une bonne nourrice.

Ce qu'il faut proscrire d'une manière absolue, c'est la pratique du petit pot ou du suçon : rien n'est plus pernicieux et n'occasionne de plus graves accidents.

Dès que l'enfant commence à avoir un nombre suffisant de dents, c'est-à-dire de six à sept mois, suivant les uns, de sept à huit selon d'autres, on peut ajouter au lait, des panades, des bouillies faites avec de l'arrow-root, de la fécule, de la farine chauffée au four, de la farine d'avoine d'Écosse, etc.

Enfin entre le 10e et le 15e mois, on sèvrera l'enfant, c'est-à-dire on changera complètement son alimentation : le lait, qui était l'aliment unique, ne sera plus qu'un accessoire. Le nouveau régime se composera d'abord de petites soupes, puis petit à petit on arrivera à lui faire manger de tout.

Il faut, autant que possible, éviter les fortes chaleurs et choisir, pour sevrer un enfant, les intervalles du travail de la dentition. Fonssagrives recommande plus spécialement le laps de temps assez long qui sépare la sortie des premières molaires de celle des canines. D'autres auteurs, qui veulent que le sevrage n'ait lieu qu'entre le 14e et le 18e mois, conseillent d'attendre que l'évolution des quatre dernières canines soit terminée.

La dentition est en effet liée, d'une manière très directe, avec l'alimentation de l'enfant ; il faut qu'il sache et qu'il puisse manger ; il faut donc qu'il ait les dents nécessaires. Or la dentition est une crise très sérieuse pour le premier âge. Elle se fait successivement et les dents apparaissent par cinq groupes différents séparés par un repos ; c'est l'un de ces intervalles qu'il faut choisir pour vacciner, sevrer ou modifier le régime de l'enfant. La première période, pendant laquelle poussent les deux canines médianes inférieures, a lieu du 7e au 8e mois ; la seconde du 10e au 12e mois avec deux incisives médianes supérieures et deux incisives latérales supérieures ; la troisième du 14e au 16e mois avec deux incisives latérales inférieures et quatre premières petites molaires ; la quatrième du 17e au 20e mois avec quatre canines ; la cinquième du 23ᵉ au 26ᵉ mois, avec quatre secondes petites molaires. La première dentition est alors terminée. Entre quatre ans et demi et cinq ans apparaitront les quatre dernières molaires.

Dans un grand nombre de cas, l'éruption des dents se fait silencieusement ; dans d'autres elle est accompagnée d'accidents qui ne restent pas toujours limités à la gencive, s'accompagnent de fièvre, d'inflammation de la bouche et des muqueuses, quelquefois même d'affections plus graves encore, dont quelques-unes, quand elles n'entraînent pas la mort de l'enfant, sont causes, pour le petit être, d'infirmités qui persistent toute l'existence. Pendant la période de la dentition, on doit veiller, d'une manière spéciale, à ce que les fonctions de l'enfant s'exécutent très régulièrement, c'est à cette condition seule qu'on évitera les maladies et les accidents dont nous venons de parler. Il faut aussi à ce moment insister sur la pratique des bains tièdes qui calment l'agitation nerveuse de l'enfant et lui permettent de franchir sans encombre cette époque critique de son existence.

Telles sont les questions qui se rapportent plus directement à l'allaitement.

Nous allons nous occuper maintenant de mettre le petit être dans les meilleures conditions d'aération possibles. Il est bon de se souvenir, en effet, que dans les premières années de la vie, la respiration est très active et que la composition de l'air qu'elle introduit dans les poumons, doit être exceptionnellement pure.

La maison qu'occupera l'enfant sera, en premier lieu, bien aérée, située, autant que possible, dans une rue large, pas humide, ensoleillée en tout temps, mais pourvue de moyens qui tempèrent la chaleur en été ; enfin et surtout bien éclairée. Ces conditions, qui ne sont en définitive que celles qui seront exposées en détail lorsque nous parlerons de l'habitation de l'adulte, sont plus impérieuses encore pour le nouveau-né. Nous n'y insisterons pas cependant, renvoyant le lecteur au chapitre que nous comptons consacrer plus loin à cette question.

Pour défendre le nouveau-né contre le froid, dont l'action est, à tant d'égards, si mauvaise pour lui, deux moyens principaux : le berceau, le vêtement.

Le berceau sera en fer ou en osier, mais à claire voie ou à filet. De cette manière l'air pourra circuler librement autour des divers objets de literie. Il sera placé dans la chambre de manière à ce que l'air puisse l'environner de toutes parts, jamais dans une alcôve et toujours assez éloigné pour que de son lit la nourrice ne puisse ni prendre l'enfant ni le poser dans son berceau sans selever. A cela deux avantages : en premier lieu une aération plus facile, en second lieu une sécurité. La nourrice, forcée de se lever, se réveille et ne risque pas, pendant son demi-sommeil, de laisser tomber l'enfant au lieu de le placer dans son berceau, accident que nous avons observé il n'y a pas encore très longtemps. Peu partisans du bercement, nous proscrivons les berceaux mobiles qui ont le grand désavantage de permettre à l'enfant de basculer et de tomber sous l'influence de ses mouvements, lorsqu'il est déjà un peu grand, ou sous la moindre pression s'exerçant d'un côté du berceau. Il n'est personne qui n'ait entendu parler d'enfants ainsi renversés par des animaux posant leurs pattes sur les bords de la couchette et plus ou moins blessés par eux.

On aura soin que le berceau soit placé de manière à ce que l'enfant, pour suivre la lumière, n'ait pas besoin de diriger ses yeux obliquement ; il pourrait en résulter un défaut de parallélisme dans les axes visuels, défaut qui, lorsqu'il persiste, porte le nom de strabisme. Bien que cette cause ait été souvent exagérée et que la déviation du globe de l'œil soit, dans l'immense majorité des cas, bien plutôt due à des convulsions légères qui passent inaperçues, il est bon de veiller à ce que le berceau soit placé de manière à ce que l'enfant n'ait pas d'efforts à faire pour voir la lumière.

On ne doit jamais coucher un enfant dans le lit d'une grande personne : beaucoup de nouveaux-nés ont péri étouffés pendant le sommeil de leur mère ou de leur nourrice.

Les éléments qui entrent dans la composition du berceau doivent toujours être de la plus scrupuleuse propreté. Lorsqu'ils sont souillés par de l'urine, il ne faut pas se contenter de les faire sécher, mais bien les laver à grande eau et les exposer ensuite à l'air.

Il faut que les petits matelas, protégés par un feutre absorbant, ne soient ni trop chauds, ni trop mous, remplis de balle d'avoine ou de varech, mais jamais ni de laine ni de plume, afin que l'enfant ne soit pas plongé dans un milieu qui amène une transpiration débilitante à la surface de son corps.

La tête reposera sur un oreiller de balle d'avoine ou de crin. Il faut se souvenir que l'intelligence de l'enfant travaille beaucoup et que par suite le cerveau se congestionne très facilement, que l'une des maladies les plus fréquentes et les plus graves de l'enfance est la méningite il est donc de toute nécessité d'éviter tout ce qui peut la provoquer.

C'est pour une raison semblable qu'on maintiendra une température moyenne de 16 à 18 degrés centigrades dans la chambre de l'enfant. Il vaut mieux couvrir le petit être avec soin que de le tenir dans une chambre surchauffée. Nous ne saurions trop répéter que le nouveau-né est très sensible aux variations de la température, il faut donc lui donner couvertures et vêtements en quantité suffisante pour empêcher les refroidissements; il sera bon même, dans certains cas, de l'entourer de boules d'eau chaude.

L'ancien maillot de nos pères répond à ces indications; il se compose essentiellement : 1° de trois brassières, l'une en coton ou en toile, les deux autres en laine, nouées par derrière et ne dépassant pas le ventre; 2° d'une couche et de deux langes qui enveloppent les reins et les jambes. Mais il faut avoir soin de ne pas gêner la respiration en serrant par trop les premiers, et ne pas entraver les mouvements des membres avec les seconds.

Le grand reproche que l'on a de tout temps adressé au maillot est de gêner et d'entraver les mouvements (respiration et membres) et on a voulu lui substituer, sans y réussir complètement, un ensemble de vêtements infiniment plus compliqués, beaucoup plus difficiles à mettre et qui protègent beaucoup moins efficacement les nouveau-nés ; nous voulons parler de la méthode anglaise, de beaucoup inférieure, à notre avis, au point de vue hygiénique, à l'ancienne méthode française, que nous conseillons toujours.

La tête sera recouverte d'un ou de deux bonnets suivant la saison, se souvenant que l'enfant prend facilement des rhumes de cerveau et que le coryza a une grande importance chez lui, car il l'empêche de téter, et entraîne, par suite, le dépérissement et même la mort.

Lorsque nous traiterons des soins de propreté chez l'adulte nous insisterons sur leur grande importance. Cependant ils ne sont rien si on les compare à ceux qu'il faut donner à l'enfant. Changer ses langes, à heure fixe, devant un bon feu, le laver avec deux éponges fines, l'une pour le visage, l'autre pour le reste du corps, sont des précautions qu'il ne faut jamais négliger. Il sera bon d'habituer de bonne heure, les enfants aux bains généraux tièdes, afin de bien faire fonctionner leur peau. Puis chaque organe sera l'objet d'une toilette spéciale que les mères et les nourrices feront avec des précautions très grandes et qu'il est impossible de décrire en détail dans un livre comme celui-ci. Nous sommes cependant obligés de nous élever contre un préjugé funeste qu'il est indispensable de déraciner, celui qui consiste à conserver sur la tête des enfants les croûtes qui s'y forment. Ces produits sont les résultats de la sécrétion cutanée, jointe à la poussière de l'atmosphère : ils sont toujours nuisibles et on doit se hâter de les faire disparaître ; ils peuvent devenir quelquefois le point de départ d'ulcérations du cuir chevelu et amener consécutivement des glandes qui suppurent et laissent après elles d'horribles cicatrices.

Les bains sont très salutaires mais ne doivent pas être prolongés, cinq minutes au plus pendant les premiers mois, puis six pendant la première année et dix ensuite. On se trouvera très bien de donner un bain journalier, mais si cela n'est pas possible, deux au moins par semaine. La température de ces bains sera de 32° pendant l'hiver, 27 en été. Il faut laisser s'écouler au moins deux heures entre le repas et le bain.

La première sortie de l'enfant aura lieu le huitième jour en été, et vers le quinzième en hiver. Pour plus de sûreté on peut commencer par l'habituer en le plaçant près d'une fenêtre ouverte, pourvu qu'il n'y ait pas de courants d'air. C'est pendant les chaudes heures de la journée qu'il faut le promener, à moins que, durant les fortes chaleurs de l'été, la température ne soit trop élevée.

Pendant les trois ou quatre premiers mois on porte l'enfant couché sur un oreiller, ensuite sur le bras, en ayant soin d'alterner afin de ne pas lui faire prendre d'attitude vicieuse qui se traduirait, plus tard, par une déformation. Nous ne sommes pas partisans des petites voitures dans lesquelles on promène les enfants ; en général elles les exposent à des chocs répétés, quand le pavé est inégal, ensuite elles peuvent être causes de refroidissements graves, le petit être n'ayant plus la chaleur de la personne qui le porte pour l'aider à conserver la sienne.

L'enfant ne doit être excité en aucune façon ; il faut se garder de chercher trop souvent à le faire sourire ; son intelligence doit se développer lentement, sans surexcitation. Il faut éviter de réveiller l'enfant brusquement ; il est au contraire très indiqué de le laisser dormir en évitant tous les bruits.

Un hygiéniste a dit que l'enfant ne devait faire que téter et dormir, c'est absolument exact. Il est bon d'habituer les enfants à s'endormir sans la lumière et sans personne dans leur chambre. Rien n'est mauvais comme de leur tenir la main ou de les bercer. L'action de remuer le berceau de manière à obtenir le sommeil, ou bien l'habitude que l'on donne à certains enfants de ne s'endormir qu'avec des chants monotones est aussi déplorable que possible. Arrivés à un âge même assez avancé ils ne peuvent s'en défaire : c'est un esclavage pour les parents et un ennui véritable pour les enfants eux-mêmes.

CHAPITRE III

HYGIÈNE SCOLAIRE. — INFLUENCE DES ATTITUDES SUR LES DÉFORMATIONS DU CORPS. — ACTION DE L'ÉCLAIRAGE SUR LA VUE.

Nécessité d'une bonne hygiène dans les écoles, asiles, etc. — Position topographique des écoles et des asiles. — Asiles, écoles, classes, préaux, mobilier scolaire.

Nécessité d'une bonne hygiène dans les écoles. — Les asiles et les écoles doivent être très salubres de toutes manières, à cause du nombre d'enfants qui y passent la journée, et surtout à cause des nécessités d'hygiène qui tiennent à l'âge, à la croissance, à l'activité respiratoire de ces derniers. C'est là qu'il faut une ventilation active, un chauffage dans des conditions exceptionnelles, un éclairage qui ne laisse rien à désirer. Lorsque nous nous occuperons du travail, nous verrons comment il faut s'y prendre pour que l'attitude de l'enfant ne présente rien de défectueux.

A peine l'enfant a-t-il franchi la première étape de son existence, il est, le plus souvent, placé, dès l'âge le plus tendre (de 2 à 5 ans), à l'asile, et plus tard à l'école.

S'il appartient à une famille aisée, il est mis au collège jusqu'à la fin de ses études.

Nous devons donc suivre l'enfant dans les différentes phases où on peut le rencontrer : l'asile, l'école, le collège.

Position topographique des asiles et des écoles. — Les asiles et les écoles ne doivent pas être établis dans des maisons obscures, humides et basses. Il faut, autant que possible, les élever sur des caves, les pourvoir d'un préau couvert pour le froid et la pluie, et d'un préau découvert muni d'arbres et de bancs. Les salles seront grandes, en rapport avec le nombre d'enfants qui doivent y séjourner, et qui est fixé par la municipalité. Nous estimons que le cubage d'air doit être au minimum de 6 mètres cubes par enfant.

Asiles. — De jour en jour les asiles tendent à devenir plus salubres : les directrices et sous-directrices entourent les enfants des soins les plus maternels.

Malheureusement, dans certains quartiers populeux surtout, le nombre des enfants est très considérable, et bien que ceux-ci n'y séjournent jamais la nuit, que leurs heures de travail soient coupées par des récréations, nous avons constaté, que, par rapport à leur nombre, le cubage d'air n'est pas toujours suffisant.

Une amélioration importante qui commence à s'introduire dans les asiles consiste à créer, dans chacun d'eux, une cantine, où, pour un prix modique, le prix de revient, les enfants peuvent trouver des aliments sains et chauds.

Une longue pratique, comme médecins inspecteurs des asiles de deux principaux arrondissements de Paris, nous a montré que, lorsque cette mesure n'était pas adoptée, les parents mettaient dans le panier de l'enfant de la charcuterie, ou une nourriture que, malgré la bonne volonté des directrices, on ne pouvait pas toujours réchauffer pour l'heure du déjeuner de l'enfant.

Le commencement d'instruction qu'on donne aux enfants, dans les asiles, ne devra jamais fatiguer leur intelligence. Il est préférable d'employer les heures qu'ils y passent à leur faire faire des exercices physiques capables de développer leur système musculaire : aussi approuvons-nous pour eux la pratique qui consiste à leur faire monter et descendre les gradins en marquant le pas, et en chantant. La gymnastique vocale est excellente pour l'enfant comme pour l'adulte, et nous regrettons que, chez les uns comme chez les autres, elle ne soit pas plus en honneur.

Classes, Préaux. — Nous sommes obligés de répéter pour les écoles ce que nous avons dit pour les asiles : les salles d'école sont généralement trop exiguës pour le nombre d'enfants qui les fréquentent.

Il faut donc veiller à ce que l'aération et la ventilation se fassent dans les meilleures conditions possibles.

La classe sera largement ventilée, mais on n'ouvrira les fenêtres que d'un seul côté pendant les heures de travail, des deux au contraire pendant les récréations.

Divers appareils de ventilation et de chauffage sont actuellement employés : mais la question est encore à l'étude. Quels que soient les moyens mis en usage, la classe devra avoir une température constante d'environ 14° centigrades.

Après bien des essais, la Ville de Paris a adopté le calorifère Geneste qui n'a pas les inconvénients du poële et qui verse, dans l'atmosphère de la classe, après l'avoir réchauffé, l'air qu'il est allé prendre à l'extérieur.

L'éclairage est aussi une question qui a vivement préoccupé les hygiénistes, puisque les produits de la combustion sont aussi versés directement dans l'atmosphère. Déjà, depuis de longues années, le général Morin s'était efforcé de ventiler les classes au moyen de l'éclairage.

Nous verrons, en détail, lorsque nous nous occuperons des combustibles, que les écoles sont le plus souvent éclairées par le gaz, de là la nécessité d'une ventilation très active.

Dans une école, rien ne doit être négligé : c'est ainsi que les escaliers, si souvent causes d'accidents de toutes espèces, doivent attirer d'une façon très sérieuse l'attention des architectes ; les marches ne devront être ni trop élevées ni trop lisses afin d'éviter les chutes ; les rampes seront construites de manière à ce que l'enfant ne puisse pas se laisser glisser dessus.

Mobilier scolaire. — Nous empruntons à l'excellent ouvrage de M. le Dr Riant les conditions d'un mobilier scolaire normal[1] :

« *Conditions d'un mobilier scolaire normal.* —

1. *Hygiène scolaire*, par le Dr RIANT, 1878.

» 1° Il ne doit y avoir aucun écart, ou du moins » l'écart devra être aussi faible que possible [1], en- » tre la table et le banc qui seront fixés ensemble : » la meilleure disposition paraissant être que le » bord de la table soit sur la même verticale que le » bord antérieur du banc. L'enfant n'aura plus » besoin alors de se tenir sur le rebord extrême » du banc pour atteindre la table.

» 2° Le banc doit avoir un dossier droit, large » d'environ 10 centimètres, plat ou très légèrement » cintré, sur lequel s'appuient les reins de l'élève, » afin que la fatigue ne l'oblige pas à cesser de se » tenir droit pendant le travail. Le dossier doit » être un peu plus élevé pour les filles que pour les » garçons. On remplace le banc par un siège isolé, » qui a l'avantage de faciliter l'entrée et la sortie.

» 3° Il est nécessaire en outre que les bancs » soient bien appropriés aux différentes tailles. » Dans les écoles des États-Unis, il y a huit mo- » dèles différents de tables et de bancs, afin de » toujours proportionner le mobilier à la taille de » l'enfant. Dans les écoles modèles de la *Société* » *Autrichienne des Amis de l'École* (*Comite der* » *Schulfreunde*), il y a neuf grandeurs graduées » de bancs pour les écoles n'ayant qu'une classe, » parce que là se trouvent réunis des enfants » depuis 7 jusqu'à 14 ans. Plusieurs écoles de » Suisse ont aussi un grand nombre de modèles » de grandeurs différentes. Ceci nous semble un » luxe inutile pour une classe. Il est certain » qu'avec moitié moins de types on peut satisfaire

1. Le Dr Guillaume admet au maximum un pouce et demi.

» aux exigences des variétés de taille. De plus, il » n'est point indispensable de faire faire plusieurs » modèles de table : cela présente même un très » sérieux inconvénient pour le maître, qui est » alors obligé de se baisser constamment afin de » surveiller le travail des plus jeunes enfants. Il » suffit d'avoir, avec un modèle unique de table, » des bancs de 3 ou 4 hauteurs différentes, et, sous » la table, des barres d'appui, ou tabourets de » hauteurs correspondantes et à distances con- » venables pour recevoir les pieds de l'élève. Le » banc devra avoir une largeur suffisante pour » soutenir dans toute leur étendue les cuisses de » l'enfant.

» 4° Il sera bon d'isoler les enfants, au moins » par les bancs. Les tables de vingt élèves ont été » remplacées par des modèles à 5, 4 et 3 places ; » plusieurs essais sont faits en ce moment de tables » à 2 places, qui permettent au maître de surveiller » chaque élève, sans avoir à passer entre les tables » et les bancs, et aux élèves de pouvoir quitter » leurs places sans se gêner les uns les autres. » Sans doute, cela paraît déjà une notable amé- » lioration, si on compare le modèle actuel aux » anciens systèmes ; mais pourquoi, lorsqu'il s'agit » d'une grande dépense, ne pas choisir tout de » suite le mieux ? Pour nous, la table à 2 places » n'est pas sans inconvénients ; deux élèves s'en- » tendront mieux que 3 ou 5 pour faire du bruit, » ou pour échapper d'une façon quelconque à une » surveillance nécessaire. Admise aujourd'hui, » cette table pourrait être condamnée demain, et

» ce serait un nouveau matériel à construire. » Néanmoins, le manque de place est une sérieuse » objection au système de la table individuelle. » Aux États-Unis, en Suède, où la place ne » manque pas, chaque élève a sa place et son pu- » pitre indépendants. Un couloir existe entre » chaque rangée de bancs pour le passage du maî- » tre et des élèves. N'est-il pas regrettable de » refuser chez nous une excellente innovation, et » de faire une table moins bonne, parce que nous » avons déjà un mauvais local, un emplacement » insuffisant ?

» 5° Le tabouret ou la barre d'appui doit pré- » senter une surface large d'environ 8 à 10 centi- » mètres, inclinée d'environ 20 ou 30° (Liebreich). » Suivant Fahrner[1], elle doit être horizontale, » le pied n'étant au repos que lorsqu'il est appli- » qué sur une surface de ce genre. Tout dépend » de la distance entre la barre et le banc. On ne » peut rien conclure de ce que les barres carrées » placées sous les tables actuelles sont toutes » usées sur leur angle antérieur. Si le reste de » la face supérieure n'est jamais en contact avec » le pied des enfants, il faut tenir compte de la » distance beaucoup trop grande où ces barres » sont placées par rapport au banc et à l'enfant, » et de la direction oblique que doit prendre le » pied afin d'atteindre cette barre trop éloi- » gnée. »

De nombreux modèles, remplissant plus ou

1. Dr FAHRNER, *Das Kind und der Schultisch*. Zurich, 1865.

moins bien ces conditions, ont été présentés à la dernière Exposition d'hygiène urbaine.

Voici les instructions affichées dans les écoles du Havre et de Rouen et dues à M. le recteur de l'Académie de cette dernière ville. Elles nous paraissent résumer de la manière la plus heureuse les préceptes auxquels l'attitude des enfants peut donner lieu.

I. — *Pendant la lecture :*

1° Le livre sera bien à la portée du regard;

2° Les mains sans raideur, le tiendront convenablement incliné à une distance d'environ 30 centimètres des yeux;

3° Les avant-bras s'appuieront sur le bord du pupître, par conséquent les coudes seront toujours en dehors de la table;

4° La poitrine ne sera pas creusée. Elle ne touchera jamais le pupître:

5° Le corps sera assis, bien d'aplomb, le torse vertical et la tête droite;

6° Les jambes ne seront jamais croisées;

(Interdire absolument de mouiller les doigts pour tourner les pages.)

7° Les enfants liront avec leur timbre de voix habituel, c'est-à-dire, comme ils causent et non comme ils crient ou comme ils chantent. On s'attachera à obtenir une voix nette, claire, distincte, bien normale, bien naturelle.

Le principe général à observer pour avoir la distance convenable du livre aux yeux, *c'est que le livre vienne au-devant des yeux, et non les yeux au-devant du livre.*

II. — *Pendant l'écriture :*

1° Pas de coudes sur la table ;

2° Le corps assis naturellement et à l'aise, la jambe droite perpendiculaire au plancher, la gauche allongée sans raideur ;

3° Le torse vertical ;

4° Que jamais la poitrine ne s'appuie sur le bord du pupitre ;

5° La plume sera tenue par trois doigts : le pouce plié, l'index et le majeur accolés l'un à l'autre. Le quatrième doigt sera rapproché de la main qui se reposera sur ce doigt et sur le petit plus replié ; il glissera plus facilement sur le cahier disposé de façon *que le papier obéisse au corps et non le corps au papier.*

III. — *Pendant les leçons orales :*

1° Le corps sera assis bien d'aplomb et non pas sur le bord ou sur une des extrémités du siège ;

2° Tantôt les deux mains à demi fermées reposeront sur le pupitre, tantôt les bras seront croisés à volonté.

Les mains au dos ne constituent pas une position bien naturelle ni bien normale ; il ne faudrait pas abuser de cette attitude ;

3° Les jambes ne seront jamais croisées ;

4° Les sièges à dossier sont les seuls qui doivent être en usage dans les écoles ; ils soutiennent les enfants et leur évitent de la fatigue.

5° La tête, droite, sera toujours bien en face du tableau et du maître.

Comme le savant auteur de ces préceptes, nous pensons que les positions défectueuses gênent la circulation du sang, rendent la respiration plus pénible, provoquent chez l'enfant une fatigue dont il ne se rend pas compte, qui nuit non seulement à son travail, mais encore à celui de ses voisins. Il est à craindre surtout qu'une attitude mauvaise ne provoque des déviations de la taille, principalement chez les jeunes filles.

M. le Dr Thorens, au nom d'une commission nommée par la Société de médecine publique, a fait adopter les conclusions suivantes :

L'élève sera assis d'aplomb sur son banc, la ligne des épaules horizontale et parallèle au bord de la table, en évitant de creuser les reins.

Il n'aura aucun des coudes appuyé sur la table ou tous les deux également.

Il se bornera à maintenir le papier avec les doigts de la main gauche.

Il y a lieu de recommander l'écriture droite (à pleins verticaux) tracée, le papier étant maintenu droit. Si on adopte une écriture inclinée, il faut que le papier ait une inclinaison égale à celle demandée à l'écriture, mais en sens inverse ; par exemple que, pour une écriture inclinée de gauche à droite à 45 degrés, le papier soit incliné de droite à gauche de 45 degrés, de telle façon que les pleins soient toujours tracés perpendiculairement au bord de la table.

Action de l'éclairage sur la vue. — C'est encore à la question du mobilier que se rattache l'importante question de l'éclairage de la classe.

L'enfant doit avoir une grande quantité de lumière, non seulement à cause de sa santé générale, mais aussi pour lui permettre de lire et d'écrire sans fatigue.

Les fenêtres et les tables doivent donc être dans un rapport tel que la lumière arrive sur ces dernières, de manière à ce que l'enfant la reçoive des deux côtés avec prédominance du côté gauche : l'ombre de la main ne pourra pas, ainsi, se projeter sur son papier.

La lumière venant de la partie supérieure de la pièce est fatigante pour les yeux.

Le papier doit être environ à la distance de ce qu'on appelle en hygiène la vision distincte, c'est-à-dire environ 30 centimètres : placé plus près, il force l'enfant à faire un effort qui ne tarde pas à amener une fatigue oculaire bientôt suivie de myopie ; placé plus loin, il entraîne, au contraire, un accident en sens inverse, la presbytie, infiniment plus rare dans l'enfance.

L'éclairage artificiel est aussi très intéressant à étudier : il peut être insuffisant, trop intense ou vacillant. Insuffisant, il provoque chez l'enfant une fatigue qui ne tarde pas à amener la myopie ; trop intense, il congestionne l'œil et peut être cause d'inflammation des divers milieux de cet organe. Rien n'est fatigant comme la lumière vacillante pour laquelle l'emploi d'abat-jour est de toute nécessité.

Ceux-ci ont en outre l'avantage de concentrer sur le papier les rayons lumineux réfléchis par leur surface interne et d'abriter l'œil contre l'influence directe de la source lumineuse. Les globes en verre dépoli sont utiles pour diffuser la lumière mais ne peuvent guère servir que pour l'éclairage d'une grande pièce. Pour l'écriture, la lecture, ils l'affaiblissent à un trop haut degré.

La vue des enfants sera infiniment moins fatiguée si les caractères d'imprimerie de ses livres ne sont pas trop petits et si le papier est jaunâtre. Un papier blanc éclatant réfléchit les rayons lumineux, et ses rayons secondaires impressionnent péniblement l'organe.

C'est pour rendre ce livre facile à lire par tous les modes d'éclairage qu'il a été imprimé sur du papier légèrement teinté, et en gros caractères.

Une commission d'experts nommés par le gouvernement du canton de Bâle, pour étudier la question de l'éclairage des salles d'école, a formulé les conclusions suivantes : la surface vitrée des fenêtres doit être au moins la cinquième partie de la surface totale de la classe si l'école est, dans un espace libre où l'accès de la lumière n'est pas gêné par la présence des maisons voisines.

La meilleure exposition est le Nord-Est, l'Est et le Sud-Est, excepté pour les salles de dessin où le Nord est préférable.

Il faut éviter le Sud et l'Ouest à cause de la chaleur.

CHAPITRE IV

HYGIÈNE DE LA VOIX

Sensibilité de la voix. — Nécessité de ménager la voix surtout chez les enfants. — Exercices. — S'abstenir d'efforts vocaux après les repas. — Conditions qui altèrent la voix.

Hygiène de la voix. — La voix est un organe tellement délicat qu'on ne saurait prendre assez de précautions pour la conserver dans toute sa pureté.

On s'attachera donc, de bonne heure, à rendre la voix des enfants nette et pure : on les exercera à la parole, à la lecture et au chant, exercices regardés par les anciens comme une partie essentielle de la gymnastique.

Les chanteurs, les acteurs, les orateurs de la chaire et du barreau, les professeurs doivent ménager leur voix, éviter de parler ou de chanter immédiatement après les repas, l'ampliation de l'estomac s'opposant alors aux mouvements du diaphragme, et, réciproquement, les contractions forcées de ce muscle pouvant troubler la digestion stomacale. Il faut aussi qu'ils aient soin de ne prendre aucune boisson trop froide lorsqu'ils viennent de parler ou de chanter.

La lecture à haute voix provoque une sécrétion plus abondante de la salive qui est avantageuse à la digestion.

Trop longtemps prolongé, cet exercice de la parole occasionne une fatigue particulière des muscles du thorax et du poumon.

La déclamation, qui est une sorte de lecture à haute voix, est un exercice très pénible et souvent dangereux. Il n'est pas rare de voir les acteurs périr de phtisie, d'anévrisme, d'hémoptysie. On sait que Molière succomba à cette dernière maladie.

Les boissons alcooliques altèrent profondément la pureté de la voix.

Une nourriture trop abondante affaiblit la voix, non seulement en empêchant le diaphragme comprimé par l'estomac chargé d'aliments de se mouvoir en liberté, mais aussi en augmentant l'embonpoint. Les personnes qui apprennent le chant doivent ménager leur voix dans les premiers temps et ils ne peuvent sans danger de se casser la voix essayer d'en changer le *ton* naturel.

L'exercice du chant pendant la marche est excellent et devrait être imposé à nos soldats, ainsi que cela se pratique en Allemagne.

CHAPITRE V

PROFESSIONS SÉDENTAIRES

Dangers d'une vie sédentaire. — Nécessité de se livrer à des exercices physiques lorsqu'on a une profession sédentaire. — Excessive sobriété.

Les professions sédentaires, qui immobilisent le système musculaire et ne permettent pas le fonctionnement régulier de tous les organes, exposent à la pléthore, à la dyscrasie graisseuse, à l'apoplexie et exigent plus de précautions que celles qui, s'exerçant en plein air, donnent à l'individu la force et la vigueur musculaire.

En général le philosophe qui pense, le savant qui agit intellectuellement, l'ouvrier qui passe toute sa journée assis devant un établi, doivent, sous peine de paresse digestive, prendre un exercice régulier soir et matin, de manière à faire agir leurs muscles et à dépenser, par l'exercice, la somme de matériaux que la digestion leur fait assimiler.

De plus, une sobriété excessive est de rigueur dans ces conditions; les repas doivent être et très légers et très peu substantiels. Si on ne se conforme pas à ces règles on ne tarde pas à voir survenir un groupe de maladies, par excès d'alimentation dont la plus commune, la goutte, atteint tous ceux qui ne se livrent pas à un exercice suffisant.

CHAPITRE VI

HYGIÈNE DES PROFESSIONS MANUELLES. — TRAVAIL DES ENFANTS DANS LES MANUFACTURES

Définition du travail. — Son importance en hygiène. — Formes sous lesquelles il se présente. — Attitudes vicieuses professionnelles. — Accidents du travail (plaies, brûlures, hémorrhagies, blessures diverses). — Professions à poussières minérales. — Professions à poussières végétales. — Températures au milieu desquelles s'exerce la profession — Dangers des professions. — Efforts tentés pour les diminuer. — Travail intellectuel. — Travail des enfants dans les manufactures.

Hygiène des professions manuelles. — Le travail peut être défini : la série d'efforts nécessaires pour accomplir la profession. Il est éminemment utile, comme l'exercice : il entretient les forces, et quand il est bien dirigé, gradué avec opportunité et mesuré, il constitue une des conditions les plus favorables à la santé.

Il se présente sous deux formes, qui, loin de s'exclure, se complètent l'une l'autre : le travail intellectuel et le travail manuel. L'homme fait agir ses organes, au grand avantage de sa santé, soit qu'il applique son intelligence, soit qu'il fasse usage de l'énergie de ses bras.

L'individu qui exerce une profession manuelle jouit, en général, d'un appétit régulier; chez lui, la digestion est facile, la nutrition parfaite et l'estomac fonctionne avec toute l'activité désirable; c'est qu'en effet, tant qu'il ne dépense qu'une somme de force proportionnée à sa vigueur, il ne fait qu'augmenter la puissance de ses différents muscles et par conséquent il est dans des conditions normales; si, au contraire, quand la fatigue arrive, l'homme ne prend pas de repos, son organisme s'use sensiblement, son sang s'appauvrit, la maigreur survient, et il ne tarde pas à se retrouver dans des conditions comparables à celles que nous décrirons tout à l'heure, en parlant des animaux surmenés.

Ce ne sont pas là les seules conséquences fâcheuses qu'entraîne l'excès du travail manuel, il en est d'autres que nous allons passer en revue et qui proviennent de causes différentes : les uns tiennent à l'abus de la force musculaire, d'autres aux milieux dans lesquels la profession s'exerce, d'autres enfin à la nature même des professions.

Certains travaux ne peuvent s'accomplir qu'en imposant aux ouvriers des attitudes vicieuses, point de départ d'affections plus ou moins sérieuses ou de déformations physiques qui deviennent, à la longue, persistantes. Ces déformations portent le plus souvent sur le système osseux des membres et du tronc, mais peuvent aussi intéresser les autres organes. Nous n'en citerons que quelques exemples. Tardieu a noté chez les nacrières, occupées à tourner avec le pied droit une meule sur laquelle elles appuient fortement la main, une forte saillie de la hanche gauche, et un abaissement de l'épaule du même côté. Les dévideuses de soie, les tourneuses, ont en général une obliquité marquée du bassin. Les porteurs d'eau, d'après Bachon, présentent une conformation spéciale caractérisée par l'élévation et le rejet en arrière du corps de l'omoplate. Les marchands forains présentent une ensellure de la colonne vertébrale lombaire, due à l'habitude de porter l'éventaire; les tailleurs, qui travaillent assis les jambes croisées, sont très souvent sujets à des douleurs dans la région de l'estomac et à des congestions du foie, malaises qui tiennent surtout à la position qu'ils sont forcés de prendre; il en est de même des voiliers, des chaudronniers, des matelassières, des cordonniers; chez ces derniers on observe en outre, au-devant du sternum, un enfoncement dû à la pression qu'exerce la forme contre la paroi antérieure de leur poitrine.

Après le système osseux, l'organe le plus sujet aux lésions passagères et persistantes est la main. Tardieu et Vernois l'ont spécialement étudiée; elle présente, dans un grand nombre de cas, des lésions telles, qu'à la seule inspection de cet organe, on peut reconnaître quel est le genre de profession exercé par l'individu.

Un certain nombre de travaux exigent un grand déploiement de forces et prédisposent, par suite, aux luxations, aux fractures, aux hernies, aux ruptures musculaires et à une affection particulière qui siège surtout dans les tendons des muscles et qui se rencontre dans les professions où on est appelé à faire des mouvements de torsion de la main sur l'avant-bras : c'est la ténosite crépitante, vulgairement appelée aï douloureux, et à laquelle sont sujets les menuisiers, les moissonneurs, les blanchisseuses, les maîtres d'armes, les déménageurs, les débardeurs, les terrassiers, etc. D'autres sont cause d'accidents de nature différente, tels que chutes, blessures, brûlures, etc.

Les brûlures peuvent être plus ou moins profondes, c'est-à-dire être à des degrés différents, selon l'expression usitée en chirurgie. La seule indication, bien sérieuse, à laquelle elles donnent lieu consiste dans la nécessité de soustraire au contact de l'air les parties atteintes, en les enveloppant avec de la ouate ou du papier enduit de corps gras. Le médecin appelé, pansera les ampoules s'il en existe, et emploiera les autres moyens de traitement.

Les blessures peuvent être faites par des instruments tranchants, piquants ou contondants.

La gravité des lésions produites tranchantes varie suivant la profondeur à laquelle les tissus ont été intéressés et suivant que les vaisseaux ont été ou non lésés. Si cette dernière complication n'existe pas, un pansement simple, avec du linge enduit de cérat, suffira en attendant l'arrivée du médecin. Si, au contraire, un vaisseau a été coupé, il peut se présenter deux cas : ou bien le sang sortira en bavant et alors on aura affaire à une hémorrhagie veineuse, qu'on fera cesser en exerçant une compression entre la plaie et l'extrémité du membre blessé; ou bien le sang sortira par jets saccadés, et on ne l'arrêtera que par une forte compression entre le cœur et la plaie. Il suffit de se rappeler que les artères portent le sang du cœur aux extrémités, tandis qu'au contraire les veines le ramènent des extrémités vers le cœur. Cette notion de physiologie fait comprendre l'importance des préceptes que nous venons de donner et démontre que nul ne doit rester inactif en présence d'une hémorrhagie.

Pour arrêter le saignement de nez ou épistaxis, on placera le malade dans un endroit frais, on lui fera une application froide dans le dos, une clé, par exemple, et on tiendra élevé le bras correspondant à la narine qui donne le sang et que l'on aura soin de maintenir fermée.

Les contusions peuvent présenter divers degrés : dans certains cas la peau reste intacte; dans d'autres, au contraire, il y a plaie. Quoiqu'il en soit, des compresses d'eau froide, d'eau blanche, d'eau alcoolisée seront le seul moyen à employer en attendant l'arrivée du médecin.

L'immobilité des membres devra être conservée si on soupçonne qu'il y ait luxation ou fracture.

Dans certains cas, c'est le milieu dans lequel la profession s'exerce qui est le point de départ d'affections diverses pour les ouvriers.

Il en est, en effet, qui, séquestrés dans des atmosphères privées de lumière, placés dans un air insuffisant en quantité et en qualité, soumis à une température ou trop élevée ou trop froide, ne tardent pas à tomber malades.

Parmi les métiers dangereux, ceux dans lesquels on manipule les matières minérales occupent le premier rang. Pour n'en citer qu'un exemple, tout le monde sait quelle mortalité sévit sur les ouvriers qui travaillent dans les fabriques de céruse (sel de plomb), sur les fondeurs de caractères d'imprimerie (formés également de plomb) etc., sur les doreurs sur métaux. Les miroitiers, les chapeliers, qui absorbent par suite de leur profession, une grande quantité de sel de mercure sont aussi très souvent malades. Les aiguilleurs, les tailleurs de pierre, les couteliers, les cloutiers, etc., succombent fréquement à la suite de l'irritation que produisent les poussières métalliques ou siliceuses sur les organes pulmonaires. De même, les individus qui fabriquent les allumettes chimiques meurent intoxiqués par le phosphore, qui produit chez eux des ravages effrayants.

Les poussières d'origine végétale ne sont pas moins à redouter. C'est ainsi que dans les manipulations que l'on fait subir au coton, à la paille, au charbon, au tabac, etc., il se dégage des poussières fines qui ne tardent pas à amener des irritations pulmonaires assez graves pour entraîner la mort, même en l'absence de toute prédisposition antérieure.

Les matières animales produisent les mêmes désordres et ont, en outre, l'inconvénient de dégager des gaz qui souvent asphyxient les ouvriers placés en contact avec elles (vidangeurs, égoutiers, etc.). Enfin les individus qui manipulent des détritus d'animaux sont souvent atteints du charbon (équarisseurs, bouchers, criniers).

Il y a lieu de se préoccuper aussi de la température dans laquelle s'exerce la profession. Les ouvriers soumis à une chaleur intense sont exposés à se refroidir très facilement, et contractent rapidement des affections aiguës, telles que fluxion de poitrine, bronchite, rhumatisme articulaire, etc. Les ouvriers boulangers, par exemple, les chauffeurs, les verriers, sont surtout sujets à ces diverses maladies.

Certaines professions s'exercent au contraire dans l'air humide; les égoutiers, les débardeurs, les blanchisseuses doivent prendre toutes les précautions possibles, pour se défendre contre les affections rhumatismales et pulmonaires qui les menacent. Ils porteront pour cela des vêtements de laine chauds, et devront s'astreindre à une hygiène des plus sévères.

Il faut remarquer que les professions manuelles ne sont pas seulement à redouter à cause des dangers qui leur sont inhérents; on doit aussi tenir compte des conditions dans lesquelles vivent trop souvent les ouvriers, au point de vue de l'habitation, de la nourriture, du peu de soin qu'ils prennent de leur personne et des excès de tout genre qu'ils commettent, en particulier des excès alcooliques.

Les professions sédentaires n'ont pas ces inconvénients, mais elles s'exercent en général dans des locaux mal ventilés, les individus qui s'y livrent ont rarement la quantité d'air qui leur est nécessaire.

Jamais, dans tous les cas, les logements et l'atelier ne doivent être une seule et même pièce, il est bon de se souvenir que les locaux qu'on habite ont plus d'importance qu'on est généralement porté à leur en attribuer. Si, en quittant l'atelier, l'ouvrier vient respirer dans un milieu bas, obscur, malsain et humide, il ne fera qu'augmenter les déplorables conditions dans lesquelles il se trouve.

Depuis quelques années de grandes améliorations ont été tentées pour modifier ces conditions détestables; des cités ouvrières ont été construites dans les centres industriels et la moyenne de la mortalité a sensiblement diminué. Ce n'est pas là cependant le seul progrès que nous ayons à signaler. D'autres essais tentés dans le but d'atténuer les ravages terribles causés par les diverses professions, ont quelquefois pleinement réussi. C'est ainsi, par exemple, que les procédés de dorure au mercure, autrefois si dangereux, ont été remplacés par la dorure à l'électricité, que des masques divers ont été inventés, que les sels de plomb ont été remplacés par des sels de zinc et que, dans un grand nombre de cas, des machines sont venues faire la partie la plus pénible du travail de l'homme.

Enfin des lois fort sages ont réglé les conditions du travail des enfants dans les manufactures; elles ont établi que les apprentis ne pourraient être employés qu'un nombre d'heures limité, à partir de l'âge où ils ont atteint un certain développement. Nous voudrions qu'ils ne puissent commencer à travailler qu'à l'âge de treize ans.

Telles, sont rapidement esquissées, les considérations auxquelles peut donner lieu l'étude du travail manuel. Si nous nous occupons maintenant du travail intellectuel, nous verrons bientôt qu'il a aussi ses dangers.

Les affections qui atteignent, le plus souvent, ceux qui abusent de leur intelligence, sont les maladies des centres nerveux et de leurs enveloppes, et notamment l'inflammation du cerveau ; ainsi les spéculateurs, les savants, les hommes d'affaires, les artistes, etc., peuvent redouter les affections de ce genre, ceux qui sont en outre soumis aux inconvénients de la vie sédentaire y sont plus sujets que d'autres. Les chanteurs, les professeurs, les orateurs sont exposés aux maladies du larynx et du poumon. Les médecins contractent très souvent auprès des malades, les affections dont ces derniers sont atteints.

L'intelligence comprend des facultés diverses, l'attention, la mémoire, le jugement, le raisonnement, l'imagination, etc. ; il faut chercher à les développer toutes, sans les fatiguer. Le travail intellectuel admet moins encore l'excès que le travail manuel ; et si, jusqu'à un certain point, l'adulte peut abuser impunément de son intelligence, il faut veiller à ce que l'enfant et le vieillard ne se livrent jamais à un effort intellectuel trop prolongé, et cela pour deux raisons : non seulement l'abus de l'activité cérébrale peut amener des troubles de toutes les fonctions, mais encore peut amoindrir l'intelligence en la fatiguant.

Deux heures de travail consécutives sont suffisantes pour l'enfant et, dans tous les cas, on devra se souvenir que plus le travail du cerveau est prolongé, plus il est nécessaire de donner du mouvement aux muscles et de prendre un exercice régulier.

Travail des enfants dans les manufactures. — Le travail des enfants dans les manufactures, qui n'avait jamais été réglementé, a fait le sujet d'une loi en date du 19 mai 1874.

En voici les principaux articles :

Art. 2. — Les enfants ne pourront être employés par des patrons, ni admis dans les manufactures, usines, ateliers ou chantiers avant l'âge de douze ans révolus.

Ils pourront être, toutefois, employés, à l'âge de dix ans révolus, dans les industries spécialement déterminées par un réglement d'administration publique rendu sur l'avis conforme de la commission supérieure ci-dessus instituée.

Art. 3. — Les enfants, jusqu'à l'âge de douze ans révolus, ne pourront être assujettis à une durée de travail de plus de six heures par jour divisée par un repos.

A partir de douze ans ils ne pourront être employés plus de douze heures par jour divisés par des repos.

Art. 4. — Les enfants ne pourront être employés à aucun travail de nuit jusqu'à l'âge de seize ans révolus.

La même interdiction est appliquée à l'emploi des filles mineures de seize à vingt-et-un ans, mais seulement dans les usines et manufactures.

Tout travail, entre neuf heures du soir et cinq heures du matin est considéré comme travail de nuit.

Art. 5. — Les enfants âgés de moins de seize ans et les filles âgées de moins de vingt-et-un ans, ne pourront être employés à aucun travail par leurs patrons les dimanches et fêtes reconnus par la loi, même pour rangement de l'atelier.

Art. 7. — Aucun enfant ne peut être admis dans les travaux souterrains des mines, minières et carrières avant l'âge de douze ans révolus.

Les filles et femmes ne peuvent être admises dans ces travaux.

Art. 8. — Nul enfant ayant moins de douze ans révolus ne peut être employé par un patron qu'autant que ses parents ou tuteurs justifient qu'il fréquente actuellement une école publique ou privée.

Tout enfant admis avant douze ans dans un atelier devra, jusqu'à cet âge, suivre les classes d'une école pendant le temps libre du travail.

Il devra recevoir l'instruction pendant deux heures au moins, si une école est attachée à l'établissement industriel.

Art. 9. — Aucun enfant ne pourra avant l'âge de quinze ans accomplis, être admis à travailler plus de six heures par jour, s'il ne justifie par la production d'un certificat de l'instituteur ou de l'inspecteur primaire, visé par le maire, qu'il a acquis l'instruction primaire élémentaire.

CHAPITRE VII

DE L'AIR. — IMPURETÉS DE L'AIR, POUSSIÈRES, SUBSTANCES GAZEUSES, MIASMES

Air. — Composition normale de l'air. — Respiration. — Combustion respiratoire. — Causes de la chaleur animale. — Invariabilité de l'atmosphère. — Air confiné. — Asphyxie. — Impuretés de l'air. — Poussières. — Miasmes, leur influence sur la santé.

De l'air. — L'air atmosphérique, qui forme autour dela sphère terrestre une enveloppe d'environ 16 kilomètres d'épaisseur, est essentiellement formé de trois gaz, l'azote, l'oxygène, l'acide carbonique, et d'une petite quantité de vapeur d'eau; l'azote entre dans ce mélange pour 79,10 parties ; l'oxygène, pour 20,90 parties; l'acide carbonique, pour 0,0004 à 0,0006, et la vapeur d'eau pour des quantités essentiellement variables que nous négligerons momentanément.

L'homme dans l'état de santé inspire, 16 à 18 fois par minute, un demi litre d'air, composé comme nous venons de l'indiquer et il rejette un volume à peu près égal de gaz, mais dont la composition est sensiblement différente.

Dans l'air expiré, l'oxygène a notablement diminué : au lieu de 20,90 parties, il n'y en a plus que 16, 03 ; au lieu de 0,0004 à 0,0006 d'acide carbonique il y en a maintenant huit mille fois davantage ou 4, 336 pour cent.

Un semblable changement a une grande importance et va nous occuper très sérieusement dans un instant ; mais il nous permet de dire, dès maintenant, que l'homme prend de l'oxygène à l'air, pour exhaler de l'acide carbonique.

L'oxygène est un gaz qui active toutes les combustions, et qui les entretient avec une excessive vivacité. Le résultat est toujours la production d'un gaz nouveau appelé acide carbonique, en plus ou moins grande quantité.

Mais il peut alors se présenter deux cas, ou bien, comme dans nos foyers, la combustion a lieu avec un grand dégagement de chaleur et de lumière, ou bien, le phénomène lumineux manque complètement. Le morceau de bois placé dans une cheminée ou bien celui qui, sous l'influence de l'humidité, pourrit au fond d'un bois, disparaissent tous deux parce que leurs éléments se combinent avec l'oxygène pour former de l'acide carbonique. Dans le premier cas, on dit qu'il y a combustion vive ; dans le second, au contraire, qu'il y a combustion lente. La respiration est un phénomène identique de la même nature que le dernier.

En examinant l'air introduit dans nos poumons et en le comparant à celui qui en sort, on voit qu'il y a là absorption d'oxygène, exhalation d'acide carbonique. Cette combinaison s'accompagne de production de calorique et nous explique le phénomène de la chaleur animale.

La température constante du corps de l'homme est due à la combinaison de l'air atmosphérique, et en particulier de l'oxygène, avec divers éléments de notre sang.

Pour bien démontrer ce fait, il est utile de rappeler une notion élémentaire de physiologie démontrée par Andral et Gavarret, à savoir : que plus l'activité respiratoire est grande, plus l'émission d'acide carbonique est considérable.

Lorsqu'un individu a besoin de faire de la chaleur ou bien de développer celle qu'il possède, lorsqu'il doit fournir un certain travail intellectuel ou musculaire, il faut lui donner d'autant plus d'oxygène que ce travail doit être plus rude, et alors il exhale d'autant plus d'acide carbonique.

C'est ainsi que la capacité pulmonaire varie suivant l'âge, le sexe, la taille des individus et qu'il faut, en particulier, à l'enfant une grande quantité d'air respirable.

Au premier abord, il semble que cette absorption incessante d'oxygène, qui a lieu, non seulement dans nos poitrines, mais encore dans nos foyers, est de nature à modifier la composition de l'air atmosphérique ; il n'en est rien cependant. Les analyses de l'air, faites au commencement de ce siècle par Lavoisier, celles qui ont été pratiquées de nos jours, donnent des résultats complètement identiques.

Les végétaux sont la cause principale de cette invariabilité de composition. Pour faire leur tige et leurs parties ligneuses, ces derniers ont besoin d'absorber le carbone de l'acide carbonique, et ils mettent l'oxygène en liberté.

Air confiné. — L'homme ne peut pas respirer et vivre dans une atmosphère qui contient trop d'acide carbonique. Or, supposons pour un instant, qu'un homme soit enfermé dans une chambre mesurant trois mètres dans chacune de ses dimensions, il respirera dans cette atmosphère, et peu à peu il rendra l'air contenu impropre à entretenir sa vie.

En effet, au bout d'une heure, cet air qui contenait en tout 13 litres 5 d'acide carbonique, en renfermera 22 litres de plus ; au bout de dix heures 220 litres et environ 200 litres de moins d'oxygène.

Pour expliquer ces chiffres il faut se souvenir que l'homme fait entrer dans ses poumons, 16 fois par minute, un demi litre d'air, soit 540 litres par heure et que lorsque cet air sort de sa poitrine, il contient plus de 4 pour cent d'acide carbonique ; or, il suffit d'un millième d'acide carbonique, dans l'atmosphère d'une pièce, pour rendre son séjour pénible, et d'un centième pour le rendre mortel (soit 27 litres et 270 dans l'exemple choisi plus haut).

Il n'y a pas, dans le cas dont il est question maintenant, le plus petit renouvellement atmosphérique.

Un seul homme peut donc, dans un temps relativement limité, rendre l'air qui l'environne toxique pour lui-même. C'est ce que les anciens exprimaient, en disant que l'haleine de l'homme est mortelle pour l'homme.

Tout le monde connaît l'expérience qui consiste à placer un animal dans un milieu qui ne se renouvelle pas. Au bout d'un temps relativement court, cette atmosphère amène la mort par accumulation de l'acide carbonique.

Lorsque la quantité d'air respirable est petite, l'asphyxie est alors aiguë ou rapide ; elle peut au contraire être lente, quand le renouvellement de l'atmosphère, tout en ayant lieu, ne se fait pas assez complètement. L'animal ne succombe alors qu'à la longue, après avoir éprouvé, du côté de plusieurs organes, des accidents plus ou moins sérieux. Nous reviendrons un peu plus loin sur l'asphyxie et les questions qui s'y rattachent.

Nous avons vu que l'air est avant tout un aliment respiratoire, mais il n'est pas toujours dans un état de pureté qui en fasse un aliment irréprocha ble ; il peut contenir des gaz, des poussières, des matières animales, végétales ou minérales. Parmi les corps qui vicient l'atmosphère, les uns peuvent être reconnus par les moyens d'investigation que possède la science, d'autres n'ont pu être encore soupçonnés que grâce aux effets qu'ils produisent. Parmi les gaz que peut contenir l'air atmosphérique, il en est qui se trouvent tout formés dans la nature, ainsi le protocarbure d'hydrog ène, gaz des marais, l'hydrogène phosphoré et l'hydrogène sulfuré qui se dégagent des matières animales en décomposition etc ; mais il en est aussi qui ne sont produits que par l'industrie et que l'on ne respire guère que dans le voisinage des fabriques, ainsi le chlore, les gaz nitreux, sulfureux, phosphorés, etc.

Tous ces gaz peuvent avoir une action sur la santé et obligent à renouveler l'air des locaux dans lesquels ils se dégagent. Quand nous parlerons de la ventilation nous verrons par quels procédés industriels on arrive à l'assurer; malheureusement ces procédés sont trop négligés.

A côté des gaz, l'atmosphère contient des poussières, corpuscules solides dont la densité est inférieure à celle de l'air, ce qui leur permet de voltiger. Leur nombre est considérable et il suffit pour s'en convaincre de laisser passer à travers le trou d'un volet un rayon de soleil. On voit alors la lumière se réfléchir sur les grains de poussière et on peut constater leur petitesse et leur nombre.

Ce sont surtout des corpuscules de matières minérales très divers calcaires et siliceuses, des fragments de tissus végétaux, tels que fibres ligneuses, cellules d'espèces différentes, graines de pollen, de fécule, etc., des fragments de tissus animaux entiers ou brisés, des végétaux et animaux microscopiques tels que vibrions, microbes, infusoires, etc.

Enfin, dans certaines professions, des poussières minérales et végétales se forment dans les diverses opérations industrielles que subissent les produits manipulés. Citons les poussières de charbon qui affectent les bronches des mineurs, celles de nacre, d'acier qui causent la phthisie des nacriers et des aiguilleurs, etc.

Nous reviendrons dans diverses parties de ce livre sur les poussières; étudions maintenant d'autres corps répandus dans l'atmosphère dont la présence n'est pas possible à déceler par les réactifs chimiques et par les moyens dont dispose la science moderne, mais qui agissent sur l'organisme humain d'une manière très réelle et souvent très nocive. Nous voulons parler des miasmes.

Probablement formés de matières organiques que Boussingault a reconnues dans l'air pris sur les marécages de l'Amérique, mais dont la nature et la composition n'est pas bien définie, les miasmes peuvent parcourir de grandes distances, entraînés qu'ils sont par les courants atmosphériques.

Le temps chaud et humide est particulièrement favorable à leur développement.

Tous les miasmes naissent là où se putréfient des matières organiques végétales ou animales. Les uns, plus particulièrement connus sous le nom de miasmes paludéens, se rencontrent dans le voisinage des marais lorsque, sous l'influence d'une haute température, l'eau stagnante devient le siège d'une série de décompositions des matières organiques qui y sont contenues. Les autres se rencontrent dans les égouts, les voiries, les cimetières, les salles d'hôpital mal désinfectées, abattoirs, les boyauderies, etc.

Tous ont une action dangereuse pour l'homme : tout le monde connaît la fièvre intermittente paludéenne, les fièvres putrides, etc.

C'est à des miasmes semblables, ou mieux à des émanations d'origine animale, qu'il faut attribuer la plupart des maladies dites contagieuses, se transmettant d'individus à individus et que la science moderne a fini, dans un certain nombre de cas, par retrouver sous la forme, aujourd'hui bien connue, des microbes.

CHAPITRE VIII

DES CLIMATS. — DES DIVERS ÉLÉMENTS QUI ENTRENT DANS LA CONSTITUTION DES CLIMATS

Définition. — Causes des variations atmosphériques. — Classification des climats. — Climats chauds. — Climats tempérés. — Climats froids. — Lignes isothermes. — Acclimatement.

De Humboldt à défini le climat : *l'ensemble des variations atmosphériques qui affectent les organes d'une manière sensible.*

Ces variations sont soumises à un certain nombre de conditions qui sont : l'altitude du lieu, la latitude, l'état hygrométrique, les vents régnants, le voisinage ou l'éloignement de la mer, la nature du sol, et enfin et surtout la température. C'est même ce dernier élément qui sert à classer les climats. Il était impossible, du reste, de prendre un guide préférable, puisque la pression, l'humidité, la vitesse de l'air peuvent, ainsi que nous l'avons vu, faire varier le thermomètre.

Les climats ont été divisés en cinq zônes : brûlants, la température moyenne est de 27 à 25° ; chauds, de 25 à 20° ; doux, de 20 à 15° ; tempérés, de 15 à 10° ; froids, de 10 à 5°; très froids, de 5 à 0° ; glacés, au-dessous de 0°.

L'hygiéniste a un grand intérêt à connaître les climats, car à chacun d'eux correspondent des conditions spéciales au point de vue de la nourriture, du vêtement et de l'habitation, des individus qui y vivent.

Et s'il fallait donner une nouvelle preuve de l'importance de l'hygiène, nous dirions que, grâce à cette science, des pays complètement insalubres ont pu être transformés et devenir habitables.

Certaines contrées de notre colonie algérienne sont là pour démontrer ce fait.

Lorsque nous traiterons en détail de la pression atmosphérique, nous étudierons toutes les questions qui se rapportent à l'altitude, à la latitude, etc. ; pour le moment nous allons parler seulement de l'influence du voisinage de la mer sur la constitution des climats.

Les lieux situés sur le bord de la mer jouissent d'une température beaucoup plus égale que ceux qui sont situés dans l'intérieur des terres. Cela tient à ce que l'air s'échauffe moins en été, parce qu'il est toujours rafraîchi par le voisinage d'une grande masse d'eau dont la température s'élève beaucoup moins que celle du sol.

En hiver, au contraire, cette masse d'eau étant plus chaude que la terre, engendre des vapeurs qui réchauffent l'atmosphère.

Sur certains points du littoral il y a aussi à tenir compte de l'influence de courants d'eaux chaudes qui viennent réchauffer l'atmosphère et donner aux contrées qu'ils baignent une température quelquefois très élevée; c'est ainsi que le Gulf-Stream, courant qui vient du golfe du Mexique, place certaines côtes de la Bretagne dans les conditions des climats les plus favorisés.

Il est impossible de passer successivement en revue, dans un livre comme celui-ci, les diverses espèces de climats que nous venons de citer; aussi étudierons-nous seulement les climats chauds, tempérés et froids.

Les climats chauds se rencontrent surtout dans la partie méridional de l'Afrique, le midi de l'Asie, la nouvelle Hollande, l'Océanie, l'Amérique du Sud.

Ils agissent sur l'homme en déterminant une exhalation respiratoire et cutanée très active. La peau, le foie, sécrètent abondamment et se fatiguent facilement.

Les climats chauds sont débilitants à cause de la moindre excitation produite par l'état de dilatation de l'air atmosphérique. Le chiffre de la mortalité y est plus élevé que dans les pays froids, le système musculaire moins développé, et la force des habitants moins considérable. Les exercices physiques entraînent facilement la fatigue.

Les peuples du midi passent, à juste titre, pour avoir une imagination vive et brillante, mais ils sont moins aptes que ceux du nord aux efforts musculaires et intellectuels prolongés.

La différence entre les températures diurne et nocturne est très grande dans les pays chauds.

Ce phénomène, dû à la pureté de l'atmosphère

qui produit un rayonnement considérable, a une grande importance au point de vue de l'habitation et du vêtement.

Dans la plupart des climats chauds on observe, à certaines époques de l'année, des pluies torrentielles qui viennent rafraîchir l'atmosphère et peuvent être cause de maladies diverses.

La haute température de ces contrées détermine des affections cérébrales, cutanées et hépatiques, et favorise le développement de tous les miasmes en particulier celui qui fait naître la fièvre intermittente. Le refroidissement des nuits est cause, souvent, d'affections du tube digestif.

Les voyageurs qui traversent les pays chauds ont à se prémunir contre les conditions défavorables dont nous venons de parler, et feront bien de consulter un travail fort remarquable, publié sur ce sujet par la Société de Médecine pratique de Paris [1].

Les climats tempérés se rencontrent surtout en Europe, en Asie, en Amérique, etc.

Le caractère principal de ces pays est la différence sensible qui existe entre l'été et l'hiver.

Dans les climats tempérés la température moyenne est de 10 à 15° centigrades. La moyenne de l'hiver est de +3° ; l'été, de 19°,9 ; du printemps, de 10°, 7 et l'automne de 11°, 8.

1. *Guide hygiénique et médical des voyageurs dans l'Afrique intertropicale*, rédigé au nom d'une Commission de la Société de Médecine pratique de Paris, par le docteur Ad. Nicolas, le docteur Lacaze et M. Signol. 1885, 2e édition.

L'Europe et en particulier la France est le type des pays possédant un climat tempéré. En général les conditions météorologiques des climats tempérés contrastent par leur mobilité avec la constance et l'uniformité des zônes torrides et glaciales.

Les climats froids se rencontrent surtout dans le nord de l'Europe, l'Islande, la Laponie, la Sibérie, l'Amérique russe. Le printemps et l'automne n'existent pas dans ces contrées; l'été y a une durée d'environ deux mois, l'hiver, très prolongé, est à son maximum en janvier et en février. Les habitants de ces pays vivent pendant six mois dans une nuit à peu près complète.

Le point le plus froid du globe n'est pas au pôle comme on pouvait s'y attendre, mais au nord du détroit de Behring. La limite des habitations humaines est du 70e au 78e degré de latitude.

L'homme subit très vivement l'influence du froid. Les fonctions de la peau sont réduites à leur minimum. Les poumons reçoivent au contraire un air très chargé d'oxygène qui brûle activement les produits de la digestion.

Il faut dans ces pays des aliments spéciaux, capables d'entretenir facilement la chaleur animale. La digestion est active et puissante, le système musculaire très développé, aussi les habitants du nord sont-ils agiles et robustes.

La mortalité n'est pas considérable. L'intelligence est moins vive que dans le midi. mais plus réfléchie et plus patiente. Ce que nous venons de dire ne s'applique qu'à la zône moyenne. Mais si l'on se rapproche du pôle, les conditions changent, comme on devait s'y attendre. Le Lapon, le Finlandais, qui vivent sept mois dans la nuit, ne réalisent pas du tout le type de l'homme du nord de l'Europe; ils sont au contraire petits, malingres et chétifs.

On étudie en géographie des lignes dites : *isothermes*, *isothères* et *isochimènes*, tracées par de Humboldt et qui ont une importance considérable au point de vue de l'hygiène, elles sont destinées, les premières, à réunir entre elles les points où la température moyenne est la même pendant toute l'année; les secondes, ceux où la température de l'été n'est pas très notablement différente; et enfin, les troisièmes, ceux où l'hiver est sensiblement dans des conditions identiques.

La connaissance de ces lignes est de la plus grande importance pour l'agriculteur et l'hygiéniste.

L'homme peut-il indifféremment et facilement s'acclimater dans tel ou tel milieu, ou passer sans transition d'un pays à un autre? Pour certains hygiénistes le fait est loin d'être démontré, et nous partageons cet avis. Ce qui est bien certain, c'est que, lorsqu'on change brusquement de température, de sages précautions sont fort utiles pour habituer graduellement l'organisme aux conditions nouvelles dans lesquelles il va se trouver placé.

CHAPITRE IX

TEMPÉRATURE. — COURANTS ATMOSPHÉRIQUES ET MARITIMES. — INFLUENCE DE L'ALTITUDE. — VARIATIONS ANNUELLES ET DIURNES. — INFLUENCE DE L'HUMIDITÉ, DES PLUIES.

Chaleur solaire. — Rôle de la terre dans la production de la chaleur atmosphérique. — Causes des variations de la température. — Influence du voisinage de l'équateur. — Influence de l'altitude. — Influence de l'heure. — Température moyenne. — Températures extrêmes. — Température de l'homme. — Causes de l'invariabilité de la température humaine. — Action de l'air chaud, sec ou humide sur l'organisme. — Action locale de la chaleur. — Insolation. — Action du froid sur l'organisme. — Action locale du froid. — Effets des changements brusques de température. — Humidité de l'air. — Courants atmosphériques et maritimes. — Vents.

L'air agit aussi sur notre organisme par plusieurs de ses propriétés.

En permettant aux rayons solaires de traverser sa masse, il leur emprunte une partie de leur calorique. Il devient dès lors, pour le corps humain, un véritable agent calorifique. De là des influences qui vont être étudiées maintenant. Mais avant de nous demander quelle est l'action de la chaleur sur notre organisme, cherchons d'abord à déterminer quelles en sont les origines physiques.

La chaleur émane de deux sources principales: le soleil et la terre.

Les rayons du soleil, en traversant l'atmosphère, lui abandonnent une partie de leur calorique.

On a cherché à calculer la quantité de chaleur qui nous est ainsi envoyée par le soleil, et on est arrivé à un résultat considérable; mais cette quantité est loin d'être toujours la même et varie notablement avec la position de l'astre par rapport à la terre, car, ainsi que cela a lieu pour nos cheminées, plus les rayons sont directs, plus ils donnent de chaleur.

Pendant l'hiver, les rayons du soleil nous arrivent très obliquement, c'est là une des causes de l'abaissement de la température; en été ils se rapprochent de la verticale et la température s'accroît.

La quantité de chaleur qui nous arrive du soleil est le principal élément qui détermine les saisons, mais il en est d'autres; en effet, si l'obliquité des rayons solaires était la seule cause des variations atmosphériques, la température maxima devrait toujours s'observer le 21 juin, et la température minima le 21 décembre.

La seconde source de calorique est la terre elle-même, qui pour deux raisons bien différentes abandonne à l'air, à certains moments, une quantité variable de chaleur.

La terre est un foyer incandescent à son centre,

fait qu'il est facile de démontrer puisqu'il suffit de descendre de 32 mètres pour voir la température s'élever d'un degré centigrade.

Les sources d'eau chaude ou thermales, ne doivent leur élévation de température qu'à la profondeur d'où elles émanent. La terre est, de plus, un réservoir de chaleur assez considérable, car elle absorbe environ la moitié de celle qui est transmise par les rayons solaires.

Les observations météorologiques démontrent que la température est à son minimum en janvier, qu'elle commence à croître vers la fin de ce mois, jusqu'à la moitié de juillet, et qu'elle atteint son maximum vers la fin de juillet pour recommencer à décroître dans les premiers jours du mois d'août.

L'explication de ces faits est facile. En hiver, la terre, qui, pendant tout l'été, avait emmagasiné de la chaleur, ne l'abandonne que peu à peu et la température ne devient très froide qu'en janvier, lorsque le sol n'a plus de chaleur à céder à l'atmosphère qui n'en reçoit plus du soleil. Au mois de juin, au contraire, alors que le soleil fournit la plus grande somme de calorique possible, la terre en absorbe une certaine partie, et ce n'est que lorsque notre globe est suffisamment échauffé que toute la chaleur fournie par ses rayons élève la température ambiante.

Ainsi, par exemple, on sait que le point le plus chaud du globe est cette ligne fictive, idéale, qui divise en deux parties égales la sphère terrestre et qui a, pour cette raison, reçu le nom d'*équa-*

teur; or, à mesure qu'on s'éloigne de cette ligne et qu'on s'avance vers les pôles, la température moyenne décroît de un degré par 180 kilomètres.

Mais il faut tenir compte encore de différentes circonstances ; plus un point est élevé au-dessus du niveau de la mer, plus sa température moyenne sera faible ; exemple : les hautes montagnes où règnent les neiges éternelles, neiges qui résistent aux étés les plus chauds. De Saussure et de Humboldt ont démontré que la température s'abaisse d'un degré chaque fois qu'on s'élève de 180 mètres.

Les autres variations thermométriques, en rapport avec l'heure de la journée, sont très remarquables. Les observateurs nous ont appris que le moment le plus froid du jour est celui qui précède le lever du soleil, tandis que le plus chaud tombe entre deux et trois heures de l'après-midi. Ces deux faits sont les analogues de ce qui a déjà été dit, puisque ce n'est pas à minuit qu'on observe la plus basse température de la nuit parce que, à ce moment, la terre cède une partie de la chaleur emmagasinée pendant le jour : de même ce n'est pas à midi que le thermomètre atteint son point maximum parce que la terre peut encore absorber une certaine quantité de calorique.

Ces diverses conditions font que la température moyenne est différente selon les lieux d'observation ; à Paris elle est d'environ 10,84, à Marseille 14,10, différence qui tient surtout aux 850 kilomètres qui séparent Paris de cette dernière ville.

Les écarts entre les températures maxima et minima peuvent être très grands, même pour les pays de la zône tempérée. La plus haute température qui ait été enregistréeà l'ombre est de+47°4; on l'a observée à Esné dans la haute Égypte. La plus basse a été de - 56°7, constatée dans l'Amérique du Nord, par le capitaine Back. Il y a entre ces deux extrêmes 104° de différence.

A Paris la température maxima connue a été de + 38° 4 supportée par les Parisiens le 8 juillet 1793, et le thermomètre est descendu à — 25° 5, le 26 décembre 1778. En 1877 il est tombé, en décembre, à 24° 5 au-dessous de 0. Si on compare entre eux les pays polaires et ceux de la zône torride, on voit que la différence peut être encore plus considérable et atteindre jusqu'à 116°.

L'homme vit au milieu de ces vicissitudes atmosphériques, et elles sont cause, pour lui, d'impressions de toutes espèces : les unes fugaces, les autres durables, et cependant, fait bien digne de remarque, sa température, à lui, reste constante, 37° au-dessus de zéro.

Dans les voyages, des navigateurs au pôle nord, et en particulier dans le récent voyage si remarquable, à plus d'un titre, de Nordenskjold, bien que la température soit descendue à 46° au-dessous de zéro, les hommes de l'équipage ont conservé leur chaleur normale de 37°. Il en est de même dans les pays chauds, où, lorsque le thermomètre marque 45°, la température du corps humain reste invariable.

C'est que dans le premier cas, l'homme est lui-même un foyer de calorique, et qu'il suffit de lui donner des aliments appropriés pour qu'il les transforme en chaleur. C'est que, dans le second cas, il porte en lui la faculté de combattre l'élévation de température au moyen de son enveloppe cutanée, c'est-à-dire de sa peau.

En effet, lorsque le milieu dans lequel il est plongé est à une température trop élevée, le tégument externe du corps se couvre de sueur. Celle-ci ne tarde pas à s'évaporer, et à amener, d'après la loi bien connue de l'évaporation des liquides, un abaissement notable de chaleur. En physique, on démontre que tous les corps capables de passer de l'élat solide à l'état liquide, et de ce dernier à l'état de vapeurs, produisent, pour modifier leur manière d'être, un refroidissement considérable.

Toutes les causes qui rendent le phénomène plus actif et plus rapide, augmentent la sensation de froid. C'est ainsi que le vent rend très pénible le refroidissement de l'atmosphère et qu'il suffit de s'en préserver pour éprouver un bien-être relatif; les Esquimaux, dans leur hutte de glace, vivent tous nus (d'après Nordenskjold) car, à l'abri du vent, ils éprouvent une sensation de chaleur qui contraste avec le froid extérieur auquel ils sont habitués.

Les diverses modifications de l'atmosphère, au point de vue de la température, sont intéressantes à étudier pour l'hygiéniste. Pour en bien comprendre l'importance, il est bon de se souvenir que, sous l'influence de la chaleur, ce fluide se dilate, c'est-à-dire qu'il tend à occuper une plus grande place dans l'espace. De telle sorte que si l'on considère un poids donné de gaz, ce poids augmentera de volume à mesure que la température s'élèvera.

Comme nos poumons admettent toujours le même volume d'air, plus la température sera basse, plus ce dernier renfermera d'éléments utiles, et en particulier d'oxygène. Il s'en suit que plus l'air sera chaud, moins il sera vivifiant pour notre sang, et comme conséquence nos organes se trouveront dans de moins bonnes conditions et seront moins aptes à remplir leurs fonctions.

De là, dans l'air chaud, l'amoindrissement de nos facultés nerveuses et vitales, une atonie générale, qui se traduit surtout par de la lourdeur, de la somnolence, de la diminution d'activité de l'estomac et de l'intestin, enfin par une prédisposition aux hémorrhagies et aux congestions.

Si l'atmosphère est en même temps chaude et sèche, immédiatement se produira une grande transpiration qui favorisera l'évaporation à la surface de la peau, et rendra l'élévation de la température moins désagréable : mais elle déterminera de la soif, et l'on boira afin de remplacer les liquides éliminés par la sueur.

L'air est-il chaud et humide, cette ressource de l'évaporation cutanée sera réduite à son minimum et alors l'animal souffrira d'autant plus que l'air contiendra une plus grande quantité de vapeur d'eau.

Dans les expériences très bien faites dues à

M. Vallin, lorsqu'il était professeur d'hygiène du Val-de-Grâce, on a déterminé quelle est l'influence la chaleur artificielle, et on a vu que les animaux soumis à une température élevée souffrent beaucoup; tout d'abord leur circulation et leur respiration s'accélèrent à un degré considérable, leur corps se recouvre d'une transpiration, quelquefois tellement abondante que l'animal diminue notablement de poids, puis on le voit s'affaisser dans un état de souffrance et d'angoisse indéfinissables; enfin il succombe sans que la température ait été portée à des limites très considérables, pourvu qu'elle ait été un peu prolongée.

Les animaux soumis à un refroidissement intense, résistent beaucoup mieux, surtout si leur alimentation contient une certaine quantité de principes hydrogénés et carburés, corps qui produisent, en se combinant avec l'oxygène de la respiration, une grande quantité de chaleur.

A côté de cette action générale du calorique il se produira aussi certains phénomènes locaux; ainsi lorsque les rayons solaires arrivent trop directement à la surface de la peau, ils ne tardent pas à y déterminer de la rougeur d'abord, puis de la congestion et même de la vésication. Les accidents sont bien plus graves si c'est le cuir chevelu qui les reçoit : on peut alors observer des hémorrhagies, de la méningite, de la folie momentanée, et même, dans quelques cas, la mort subite. Ces phénomènes ont par suite de la cause qui les produit, reçu le nom d'insolation.

De là l'indication de ne pas s'exposer au soleil

la tête découverte, nécessité très bien comprise par les Orientaux qui protègent leur cuir chevelu au moyen d'énormes turbans, et qui se livrent tous pendant les chaudes heures de la journée, à un repos qui porte le nom de sieste.

Le froid sec est beaucoup plus facilement supporté que la chaleur précédemment étudiée et que l'humidité, dont il va être question dans un instant. Son action sur l'organisme est tonique et vivifiante, il accélère la respiration, excite l'appétit, rend plus active la digestion.

Nous n'en dirons pas autant du froid humide. La quantité de vapeur d'eau qu'il introduit dans les poumons avec l'air, apporte de sérieuses entraves au fonctionnement de cet organe.

De plus, dans le froid sec, qui est mauvais conducteur de la chaleur, la déperdition de calorique est beaucoup moins sensible que dans le froid humide, meilleur conducteur, et qui, mis en contact avec notre individu, lui enlève une portion plus grande de son calorique.

Tous nos efforts tendront, quand nous nous occuperons de l'habitation et du vêtement, à nous préserver de l'humidité.

Nous avons vu précédemment que le moment le plus froid était l'heure du lever du soleil ; pendant tout le temps que l'homme se livre au sommeil, ses fonctions se ralentissent, il est plus sensible aux variations de température. De là, la nécessité de se bien couvrir pendant la nuit. L'enfant, le vieillard, le convalescent devront prendre plus de précautions encore que l'adulte bien portant.

Quand la température est très froide, on observe une congestion très grande de tous les tissus qui sont en rapport direct ou indirect avec l'air extérieur : ceux-ci deviennent rouges et turgescents. Cette suractivité circulatoire est destinée à défendre nos organes. C'est grâce à l'afflux sanguin qui se produit dans la face, que cette dernière est à l'abri des congélations, si ce n'est toutefois dans les climats extrêmement rigoureux. Mais ces congestions ont lieu aussi dans le cerveau, de là une tendance au sommeil, qui augmente encore le ralentissement de toutes les fonctions ; si le refroidissement se prolonge, l'individu succombe gelé. C'est ce qui a été observé souvent pendant la campagne de Russie. Tous ceux, disent les historiens, qui s'arrêtaient, s'endormaient, et tous ceux qui s'endormaient ne se réveillaient plus.

Localement le froid amène les *engelures*, petites mortifications légères, douloureuses et pénibles, mais qui, en général, guérissent facilement.

Si l'action de la température rigoureuse continue et dure assez longtemps, la congélation devient de plus en plus profonde, et on a vu des membres entiers se mortifier sous cette influence. Cependant il faut, en présence d'une partie du corps humain soumise à un froid prolongé, conserver encore bon espoir. La vie résiste longtemps au froid et quelles que soient la coloration et l'insensibilité, il faut essayer de ramener la chaleur vitale. Pour cela un seul précepte : frotter la partie avec de la neige d'abord, ou de l'eau très froide, puis, petit à petit, lorsque le membre commence à s'échauffer et à revenir à la vie, élever la tempé rature de l'eau. Ce précepte est absolu : agir autrement, c'est s'exposer à produire une gangrène et il ne resterait plus bientôt d'autre ressource qu l'amputation.

L'homme ne peut pas impunément passe d'une température chaude à une atmosphèr froide et réciproquement; il faut graduer, autan que possible, la transition. Si sortant d'un endroi chauffé, il entre dans un autre qui l'est moins, o si par contre, il pénètre brusquement dans un pièce dont l'atmosphère est à une haute température, il éprouve un malaise très appréciable e dû à la même cause agissant en sens inverse.

Dans l'un des cas, il y a une congestion d l'estomac, dans l'autre cas, congestion de l partie externe du corps et anémie de l'estomac; l résultat est toujours du malaise, un arrêt d la digestion et quelquefois des accidents plu graves.

Il faut donc bien se couvrir lorsqu'on doit passe d'un endroit chaud dans une pièce froide, afin d contrebalancer l'influence atmosphérique; d même, il faut bien se vêtir encore avant d'entre dans une atmosphère très chaude; pour que la transition soit moins brusque, il vaudrait mieux ne s'exposer à ces variations que lorsque la digestion commencée depuis un certain temps, est sur le point de s'achever.

Nous avons dit que l'évaporation qui avait lieu à la surface de la peau suffisait, à elle seule, à produire un refroidissement tel que pendant les températures les plus élevées le corps restait à 37°.

Mais l'exagération de cette fonction peut amener un refroidissement considérable de l'organisme, et consécutivement des maladies : c'est ce qui arrive lorsque nous sommes soumis à un courant d'air ; il passe alors à la surface de notre individu une grande quantité de gaz, de là une évaporation considérable et un refroidissement rapide. Se soustraire aux modifications brusques de température est, en hygiène, une règle d'une excessive importance ; pour en donner la preuve, il suffit de rappeler que c'est au moment des changements de saisons que les affections de toutes espèces ont leur maximum de fréquence et de gravité, et que ces deux conditions augmentent encore, pour peu que la saison soit très différente de ce qu'elle était avant.

L'air. — La lumière diminue l'*humidité* de l'air. Toutes les saisons ne sont pas dans les mêmes conditions sous ce rapport. En décembre et janvier, l'humidité est à son maximum. De même, les heures de la journée présentent entre elles des différences analogues ; ainsi, c'est vers huit heures du matin que l'humidité est à son apogée, et vers deux heures de l'après-midi que l'air en contient le moins. Plus il fait chaud, du reste, moins il fait humide, ou pour nous servir de l'expression scientifique, moins l'état hygrométrique de l'air est élevé. L'hygromètre du physicien de Saussure, celui de Daniell, ou encore le psychromètre d'Augus Smith, servent à déterminer la quantité de vapeur d'eau contenue dans l'atmosphère. L'air ne doit jamais être complètement sec, car, lorsqu'il ne renferme qu'une très minime quantité de vapeur d'eau, il ne tarde pas à amener l'abattement et la fatigue.

En général, dans nos climats, c'est le contraire qu'on observe, ce qui cause, en hiver, les bronchites, névralgies, rhumes, etc.

De plus, quand l'atmosphère est humide, la respiration introduit dans nos poumons un certain volume de vapeur d'eau. L'air est donc moins excitant, sous un même volume, et par suite toutes nos fonctions se trouvent altérées. Ce fait explique en partie la nocuité excessive de toutes les professions qui s'exercent sur l'eau, et les précautions qu'il y a lieu de prendre lorsqu'on est forcé de passer la nuit au bivouac.

Mais l'air humide a encore d'autres inconvénients. On se refroidit facilement quand l'hygromètre marque un degré élevé, on s'échauffe aussi plus rapidement, car l'air humide est bon conducteur de la chaleur, et il peut dès lors apporter ou enlever à l'organisme une grande somme de calorique.

L'action du vent sur les variations climatériques est d'une importance considérable. Les mouvements de l'atmosphère déterminent des variations de température très importantes à étudier pour l'hygiéniste. Ils sont dus à des différences de température et consécutivement de dilatation entre les couches de l'atmosphère. Une expérience rend facilement compte de la manière dont se produisent les courants. Placez deux bougies, une en bas, l'autre en haut d'une porte faisant communiquer une pièce chauffée et une pièce froide : on voit par la direction que prend la flamme de chaque bougie que l'air chaud sort de la pièce où règne la plus haute température par le haut et que l'air froid au contraire forme un courant qui longe le sol de la pièce froide à la pièce chaude. Il en est de même des courants d'air à la surface du sol.

Le vent est animé de vitesses bien différentes depuis 1 à 30 mètres; en une seconde le mistral, vent froid de la Provence, parcourt environ, 20 mètres. Chaque pays a ses vents particuliers : l'Atlantique et le Grand Océan sont sous l'influence des alizés, l'Océan Indien, des moussons, la Méditerranée, des étésiens. La direction de ces vents change chaque saison. Dans le nord de la France et sur toute la côte occidentale de l'Europe le vent qui souffle le plus communément est le Sud-Ouest. En Russie en Hongrie c'est l'Ouest, dans l'Amérique du Nord c'est le Nord-Ouest. En Egypte le vent souffle toujours du Nord.

Les vents sont chauds ou froids suivant la température des régions d'où ils soufflent. A Paris c'est le Nord-Est qui est le vent le plus froid et le Sud-Est qui est le plus chaud. La bise en Suisse, le bora en Istrie et en Dalmatie, le mistral en Provence sont des vents du Nord.

Dans le désert les vents ont quelquefois une température très élevée due à leur échauffement en passant sur d'immenses plaines de sable. Ces vents sont désignés sous le nom de samoun ou simoun.

CHAPITRE X

DES EAUX POTABLES. — MOYENS PRATIQUES DE CONSERVER ET DE PURIFIER LES EAUX. — DES EAUX IMPURES ET MALSAINES.

Eaux potables. — Composition chimique de l'eau. — Moyens vulgaires de reconnaître les eaux potables. — Eaux de sources, — de puits, — de pluie, — de citernes. — Eaux marécageuses. — Altérations diverses des eaux. — Procédés de purification. — Saveur de l'eau. — Conservation de l'eau. — Inconvénients de l'eau ingérée en excès. — Température de l'eau ingérée. — Eaux minérales. — Boissons. — Liqueurs. — Eau véhicule de diverses maladies.

Eau. — L'eau est le type des boissons aqueuses : elle sert surtout à étancher la soif, à remplacer les sécrétions aqueuses de la peau et du poumon, à rendre au sang la fluidité qui lui est nécessaire, à humecter les aliments et à faciliter leur division.

Pour qu'elle soit dans les conditions favorables, elle doit présenter les caractères physiques suivants : être fraîche, limpide, incolore, agréable au goût, sans cependant que sa saveur soit appréciable : chimiquement, il faut qu'elle contienne de l'air en suffisante quantité, qu'elle dissolve bien le savon et qu'elle cuise bien les légumes.

Dans ces conditions, l'eau est dite potable : mais par contre, toute eau qui présente à l'odorat une sensation quelconque doit être rejetée; le plus souvent, alors elle contient des matières organiques dont la décomposition peut avoir sur l'économie, les plus fâcheux effets.

L'eau est composée d'oxygène et d'hydrogène; c'est un corps important en chimie, car il dissout une grande quantité de sels.

La fraîcheur de l'eau est agréable au goût et favorable à la digestion; la température constante qu'elle doit avoir est d'environ 10 à 12 degrés. Plus froide, elle peut entraver la digestion, et beaucoup d'affections, qui présentent une certaine gravité, ont pour origine l'ingestion d'eau trop froide, surtout si l'on en fait usage le corps étant en sueur. A plus forte raison, l'emploi d'un liquide glacé expose-t-il à des accidents semblables.

Les Romains apportaient le plus grand soin à choisir l'emplacement de leurs habitations et se préoccupaient, avant tout, de rechercher si l'eau de la contrée qu'ils voulaient habiter, était limpide. C'est qu'en effet il faut se souvenir qu'une petite quantité de détritus organiques suffit à elle seule pour troubler ce liquide, et que, par suite, ingérer des matières putrescibles, comme le sont en général les matières organiques, c'est s'exposer à des maladies diverses.

L'expérience la plus simple et aussi la plus exacte pour juger de la valeur d'une eau, consiste à examiner comment elle dissout le savon et comment elle cuit les légumes. En effet, les sels de chaux, dont la présence altère ses qualités, forment avec la légumine des composés insolubles qui durcissent l'enveloppe des végétaux et les empêchent de cuire ; de même, le carbonate calcique donne, avec les acides gras du savon, des sels qui viennent former des grumeaux à la surface du liquide, parce qu'ils ne sont pas dissous.

L'impression produite par l'eau sur l'estomac a permis de la classer en deux catégories distinctes : Dans l'une on a placé toutes celles qui se digèrent facilement, et pour cette raison sont dites légères ou douces : dans l'autres sont, au contraire, toutes celles qui sont pesantes, donnent une sensation de lourdeur à l'estomac et ne se digèrent que difficilement.

Les eaux de puits proviennent en général des filtrations des rivières ou des lacs. Elles ont le plus souvent les qualités des eaux de sources, cependant elles peuvent se charger des sels calcaires, des matériaux ayant servi à l'édification des puits et deviennent alors des eaux crues. Elles sont en général très fraîches.

Parmi les eaux légères nous citerons celles qui proviennent des sources et des rivières : les premières diffèrent des secondes, surtout par leur température plus froide et par leur défaut d'aération.

Les eaux de pluie sont des eaux très pures, mais contiennent très peu d'air, car elles ne dissolvent de ce gaz que ce qu'elles rencontrent dans l'atmosphère en tombant, de plus elles n'ont aucun sel : l'usage exclusif des eaux de pluie peut donc avoir des inconvénients sérieux. Néanmoins, beaucoup de populations en font usage en la conservant dans des citernes.

L'eau de citerne, amenée des toits par la pluie, peut, comme les eaux de puits, devenir crue et dans les mêmes conditions. Elle a la fraîcheur des eaux de puits, fraîcheur que redoutent parfois les animaux et qui oblige à la maintenir à l'air libre afin d'élever sa température avant de la faire ingérer aux bestiaux.

Les eaux marécageuses sont toujours chargées de matières organiques en décomposition. C'est une boisson insalubre qui peut occasionner des maladies putrides chez les animaux ; on cite même des cas où, embarquées au bord des navires, elles ont produit des accidents sérieux.

L'eau peut aussi, dans certains cas, prendre au vase dans lequel elle est contenue, aux tuyaux qui servent à l'amener, aux toitures sur lesquelles elle tombe, des substances nuisibles, telles que sels de plomb, de zinc, etc.

L'eau attaque d'autant plus facilement le plomb et le zinc qu'elle est plus pure. C'est là un fait très remarquable et qu'il ne faut pas oublier afin de ne pas employer ces deux métaux pour les conduites qui servent à l'eau distillée et à l'eau de pluie.

Est-il possible de rendre propre à la cuisson une eau qui contient une trop grande quantité de sels de chaux ? oui certainement. Pour obtenir ce résultat, il suffit de l'additionner d'une certaine quantité de carbonate de soude. Ce procédé est d'autant plus utile et d'autant plus digne d'être recommandé qu'il est complètement inoffensif.

Les explorateurs, par exemple, ne rencontrent guère, sur leur route, que des eaux dans ces conditions défavorables. Ils y remédient en faisant bouillir le liquide, afin de détruire tous les animaux microscopiques qui s'y rencontrent.

En général, une eau qui a subi l'ébullition peut être ingérée sans danger, pouvu qu'on ait soin de l'aérer, afin de lui redonner l'air qu'elle a perdu.

Quand on le peut, on la filtre, soit au moyen de papier spécial, procédé peu pratique, soit à l'aide d'appareils essentiellement composés de pierres filtrantes qu'on trouve dans l'industrie, et qui constituent la plupart des fontaines employées dans nos ménages, ou encore à l'aide de filtres qu'on peut fabriquer avec du charbon, du sable et du grès. La première de ces substances a pour effet de désinfecter les liquides, en absorbant les gaz méphitiques.

Il y a quelques années, avant les grands travaux de dérivation des eaux de la Dhuys et de la Somme-Soude, qui alimentent aujourd'hui une partie de Paris, on avait songé à purifier par la filtration les eaux de la Seine, et, pendant un certain temps, celle qui était fournie par l'établissement des Célestins a été justement appréciée.

Une précaution employée par les voyageurs, et qui a une réelle utilité, consiste à ne boire les eaux troubles qu'à travers un tissu quelconque, un mouchoir par exemple; de cette manière, on risque moins d'avaler des détritus et surtout de petits animaux, comme il en existe si souvent dans les eaux stagnantes (sangsues, etc.).

Donc, en résumé, pour purifier les eaux, trois procédés très pratiques et très simples peuvent être employés : 1° l'ébullition, 2° la filtration, 3° la distillation. L'ébullition, en coagulant tous les germes organiques contenus dans l'eau, rend celle-ci très salubre, mais l'air contenu dans l'eau s'évapore et il faut rendre au liquide une partie de cet air : cela est nécessaire aussi après la distillation.

En filtrant l'eau sur des filtres faits en général avec du charbon, on arrive à la purifier d'une manière très complète. Le filtre, pour peu qu'il soit fin, ne laisse passer aucun des corps en suspension, le charbon arrête même les gaz qu'il absorbe : l'eau filtrée est donc suffisamment pure.

Enfin on distille l'eau, c'est-à-dire qu'au moyen d'un appareil, on la réduit en vapeur qui se condense ensuite dans un récipient. Cette eau ainsi obtenue est pure, mais n'est plus aérée ; il y a lieu de lui faire absorber alors une certaine quantité d'air atmosphérique.

La saveur de l'eau doit être agréable, toutefois il est presque impossible de la définir ; il faut, ainsi que le fait remarquer Becquerel, qu'elle ne soit ni fade ni piquante, ni salée, ni douceâtre, en un mot, qu'elle n'ait absolument que des caractères négatifs.

L'eau qui ne contient pas d'air est de très difficile digestion, elle est lourde à l'estomac, d'après l'expression vulgaire ; par exemple, celle qui provient de la fonte des neiges. Il faut l'aérer, si l'on veut qu'elle ne soit pas dangereuse.

Pour s'assurer de la présence de l'air dans l'eau, il suffit de la soumettre à l'ébullition, on voit alors les bulles de gaz se dégager rapidement.

Toute eau qui, évaporée, donne comme résidu plus de 50 centigrammes de matières solides par litre, doit être rejetée de l'alimentation ; elle n'est pas suffisamment pure et le seul moyen de l'utiser est de la distiller.

Le problème de la conservation de l'eau est l'un de ceux qui ont le plus préoccupé l'administration, les navigateurs, et les administrateurs des grandes cités. Aujourd'hui, grâce à des travaux considérables, et surtout à la distillation, on peut transformer l'eau de la mer en un liquide facilement digestible. Cette question a donc notablement perdu de son importance: à Paris, en particulier, depuis ces dernières années, nous sommes abondamment pourvus d'eau potable.

Mais s'il n'est pas de breuvage, comme disait Gallien, qui soit plus convenable à l'homme, il ne faut pas cependant en ingérer une trop grande quantité. Nous avons déjà dit que, prise en excès, l'eau délaye outre mesure le suc gastrique, fatigue l'estomac, débilite l'organisme, surtout par la transpiration qu'elle amène ; néanmoins, Hoffmann affirme que les buveurs d'eau vivent plus longtemps et en meilleure santé que ceux qui font usage des boissons fermentées.

Il faut aussi faire grande attention à la température du liquide que nous ingérons. Ainsi, l'eau chaude stimule l'estomac, l'excite et le rend très apte à digérer les aliments solides, l'eau froide arrête ses fonctions, le rend paresseux et, jusqu'à un certain point, le paralyse; l'eau tiède, au contraire, l'énerve, provoque des nausées et même des vomissements.

Ces diverses observations expliquent la méthode employée en cas d'indigestion: au début, on donne de l'eau très chaude afin d'exciter l'estomac, pour l'obliger à digérer les substances qui le fatiguent. Si, la stimulation ayant été insuffisante, les vomissements surviennent, on administre un breuvage tiède pour les faciliter; enfin s'ils sont trop abondants, on donne de l'eau froide afin de les arrêter. Cette action des liquides chauds sur l'estomac explique aussi comment le potage, pris au début du repas, est utile pour préparer une digestion facile.

Mais on ne saurait trop insister sur le danger de l'ingestion rapide des boissons froides ou glacées; elles peuvent être cause d'accidents sérieux et l'usage introduit, depuis quelques années, de les avaler au moyen d'un chalumeau, est certainement l'un des meilleurs que l'on puisse adopter: elles ont ainsi le temps de s'échauffer dans la bouche, où elles n'arrivent plus que par petite quantité.

A côté de l'eau naturelle, qui constitue la boisson quotidienne, il en est d'autres qui sont d'un usage plus limité et qui diffèrent surtout des premières par la quantité de sels qu'elles contiennent, ce sont les eaux minérales. Il en existe un très grand nombre en France. Les unes sont froides, ou à la température de l'air, les autres, au contraire, sont chaudes ou thermales, et possèdent à la fois la propriété d'agir par l'élévation de leur degré thermique et par les éléments qu'elles contiennent.

On fait avec l'eau un grand nombre de boissons ; les unes sont acidulées, comme les limonades, l'eau de seltz, etc., d'autres, qui méritent au contraire une mention spéciale, sont les tisanes administrées aux malades, et contiennent en dissolution une petite quantité de principes médicamenteux ; leur but principal est d'aider l'action des substances plus actives employées en thérapeutique. Elles se préparent par décoction, infusion, macération, etc.

Il est aujourd'hui démontré que l'eau peut être le milieu dans lequel vivent et pullulent un grand nombre de ces organismes microscopiques dont nous parlerons plus loin et qui sont le plus souvent cause des maladies contagieuses. Ainsi on sait maintenant à n'en pas douter que c'est le long des cours d'eau que marchent et se propagent certaines épidémies, le choléra, la fièvre typhoïde en particulier. Comment expliquer ces faits? Dans l'eau de ces rivières sont lavés des linges tachés par les déjections des malades, déjections qui, pour le terrible fléau qui nous occupe, sont chargées des microbes chargés de reproduire la maladie. Toutes les populations riveraines de ces cours d'eau, en la buvant sans précautions, s'exposent aux plus graves accidents. Mais, même en dehors des temps d'épidémie, c'est près des endroits où l'on lave le linge que l'eau puisée aux rivières contient le plus grand nombre de germes morbides.

Comment faire usage cependant de l'eau des rivières qu'ont seules à leur disposition des villes nombreuses et peuplées ? c'est en la faisant bouillir. Toute eau portée à 100 degrés, ainsi que nous l'avons dit plus haut, peut, même en temps d'épidémie, être utilisée.

CHAPITRE XI

DES ALIMENTS ET DE L'ALIMENTATION. — ALIMENTS D'ORIGINE MINÉRALE, VÉGÉTALE ET ANIMALE. — ALIMENTS USUELS : FARINE, PAIN, VIANDE, ŒUFS, LAIT, BEURRE, GRAISSES, HUILES, LÉGUMES, FRUITS, ALCOOL, VIN, BIÈRE, CIDRE, THÉ, CAFÉ, CHOCOLAT, LEURS QUALITÉS NUTRITIVES. — PRÉPARATION ET CONSERVATION DES ALIMENTS. LEURS ALTÉRATIONS. — POISONS MÉTALLIQUES DANS LES CONSERVES.

Pertes éprouvées par l'organisme. — Définition de l'aliment. — Aliments plastiques, — respiratoires. — Composition chimique des aliments. — Nécessité d'une alimentation mixte. — Principes contenus dans les aliments d'origine animale. — Différentes espèces de viande. — Lait. — Produits tirés du lait. — Beurre. — Fromage. — Œufs. — Aliments d'origine végétale. — Pain. — Pâtisserie. — Aliments féculents. — Pomme de terre. — Champignon. — Herbes potagères. — Fruits des légumineuses. — Fruits. — Préparation des aliments. — Bouillons. — Condiments. — Vases employés. — Altérations des aliments. — Empoisonnements par aliments toxiques. — Sophistication des matières alimentaires. — Régime alimentaire. — Quantités d'aliments nécessaires à l'homme. Distribution des repas.

Pertes de l'organisme au point de vue des liquides. — Soif. — Boissons fermentées. — Vin. — Altérations des vins. — Procédés de conservation. — Sophistications. —

Cidre et Poiré. — Bière. — Alcool. — Boissons alcooliques. — Boissons aromatiques. — Café. — Thé. — Chocolat.

Pertes éprouvées par l'organisme. — L'homme absorbe l'oxygène de l'air pour exhaler, par l'expiration, de l'acide carbonique, c'est-à-dire qu'il prend à son propre organisme la quantité de carbone nécessaire pour former ce nouveau gaz. C'est là une perte réelle, mais ce n'est ni la seule, ni la plus importante; l'être humain excrète en outre, en 24 heures : 1° par les voies urinaires, de 800 à 1,500 grammes d'urine, renfermant environ 39 gr. 52 de matériaux solides; 2° par l'exhalation pulmonaire, près de 400 gr. d'eau; 3° par l'extrémité inférieure du tube digestif, plus de 200 gr. de matières impropres à la nutrition; enfin 4° par la peau, 1,744 gr. de sueur et de produits de la sécrétion cutanée.

Si rien ne venait compenser une pareille déperdition, nous ne tarderions pas à subir une diminution très notable de poids et à succomber.

Heureusement le budget de l'organisme s'équilibre au moyen d'apports successifs qui ne sont autre chose que les *aliments*. Ces derniers ont été définis : *toute substance introduite dans le tube digestif pour réparer les pertes subies par l'individu, pour entretenir la chaleur animale, fournir les matériaux du travail musculaire et aider à l'accroissement des organes*.

Pour réparer nos pertes, il est nécessaire que les aliments contiennent une certaine quantité de matériaux semblables à ceux dont notre corps est formé. Mais l'alimentation doit aussi entretenir la chaleur animale et, par suite, les substances que nous introduirons dans l'organisme devront contenir des éléments capables de se combiner à l'oxygène de l'air (carbone et hydrogène). En troisième lieu, il faut que l'aliment puisse pourvoir au travail musculaire; cette partie de la définition est plus difficile à saisir, tant que nous n'avons pas étudié l'exercice et les déperditions qui en résultent. Mais nous verrons plus loin que toute contraction se traduit par une usûre, une dépense, qui elle-même s'affirme par une élimination plus grande des matériaux organiques utilisés. Enfin l'aliment doit aider à l'accroissement de notre corps, c'est-à-dire être apte à former nos tissus.

Il est aisé de voir, d'après la définition que nous avons donnée plus haut, qu'un certain nombre de ces matériaux ont la plus grande analogie de composition avec notre chair musculaire et sont capables, dès lors, de la reproduire, tandis que d'autres, au contraire, ne servent à l'organisme que par leur combustion. Les premiers ont reçu le nom d'aliments réparateurs ou plastiques, (du mot grec *plazzo*, je forme); les autres s'appellent aliments respiratoires ou calorigènes, à cause de la propriété qu'ils possèdent de faire de la chaleur avec l'oxygène de la respiration. Il est un aliment qui, à lui seul, suffit pendant un temps assez prolongé, pour entretenir l'existence, c'est le lait. Lorsque l'enfant vient au monde et pendant de longs mois encore après sa naissance, il n'a pas d'autre nourriture, et ce liquide a des propriétés telles, qu'il peut, à lui seul, faire produire la chaleur dont l'enfant a besoin et lui permettre de gagner par jour un poids qui varie de 25 à 60 gr. chaque jour.

Si nous examinons le lait, nous le voyons formé d'eau, d'une substance qui sert à fabriquer le fromage et que, pour cette raison, on a nommé la caséine (*caseum* en latin veut dire fromage), d'albumine (analogue du blanc d'œuf), d'une substance sucrée, le sucre de lait, de matières grasses (beurre) et de sels divers.

Si, maintenant, nous poussons plus loin nos recherches, et si nous analysons chacun de ces corps, au point de vue chimique, nous voyons que la caséine et l'albumine sont essentiellement constituées par quatre éléments chimiques, le carbone, l'hydrogène, l'oxygène et l'azote, et pour cette raison nommés corps ou substances quaternaires. Le sucre de lait et le beurre qui viennent ensuite, n'ont plus que trois éléments : le carbone, l'hydrogène et l'oxygène, et pour cette raison, sont appelés substances ternaires. Entre les premiers et les seconds existent des différences notables, et cela, non seulement au point de vue de la composition (puisque dans les premières il y a de l'azote qui ne se rencontre pas dans les secondes), mais encore au point de vue de la digestion, ainsi que nous le verrons dans un instant.

Le sucre de lait et le beurre ne sont pas identiques ; la première de ces substances est sucrée, la seconde, au contraire, présente tous les caractères des corps gras ; de là une subdivision dans les corps ternaires, les uns semblables au sucre et aux fécules (ce qui, au point de vue chimique, est à peu près la même chose) sont appellés pour cette raison ternaires féculents; les autres ressemblent aux corps gras et sont nommés ternaires gras.

Enfin le lait contient des sels qui serviront de type aux aliments d'origine minérale; ces derniers, dont l'utilité, dans la nutrition, est considérable, sont, principalement, le sel marin ou chlorure de sodium, les phosphates et les carbonates, ils servent principalement à régénérer le système osseux.

Il y a donc quatre espèces de substances pouvant, lorsquelles sont introduites dans le tube digestif, être utiles à notre nutrition. Ce sont : 1° les corps azotés quaternaires albuminoïdes ; 2° les corps non azotés, ternaires féculents ; 3° les corps non azotés, ternaires gras ; et enfin 4° les sels minéraux.

Les corps qui composent la première de ces catégories répondront, plus spécialement, à ce que nous avons appelé les aliments plastiques. Les suivants, au contraire, seront des substances calorigènes ou respiratoires.

Mais le lait, dont nous nous sommes occupés, il y a un instant, contient, à la fois, comme nous l'avons vu, des éléments plastiques et des éléments respiratoires ; c'est donc un aliment *complet* capable, pendant un laps de temps assez long, d'entretenir l'existence. La viande est dans les mêmes conditions ; les fibres sont, par excellence, l'élément plastique, la graisse, le principe calorigène ou respiratoire. Il en est de même du pain, formé, lui aussi, de la substances non azotées et d'éléments azotés, d'origine végétale, il est vrai, mais qui n'en constituent pas moins des matériaux facilement assimilables pour nos tissus et doués des mêmes propriétés que les aliments albumi-noïdes ou quaternaires, d'origine animale.

On s'est beaucoup occupé de savoir si l'homme pouvait être nourri exclusivement d'aliments quaternaires ou d'aliments ternaires. Les nombreuses expériences faites par Magendie et surtout par MM. Teidmann et Gmelin ont démontré qu'il fallait à l'animal un régime mixte sans lequel il succomberait infailliblement.

Les éléments contenus dans la viande sont : 1° la *fibrine*, partie qui forme essentiellement la fibre musculaire ; 2° l'*albumine*, exactement semblable au blanc de l'œuf ; 3° la *gélatine* qui se trouve en grande quantité dans les cartilages, les tendons, etc. ; 4° la *graisse* ; puis 5° l'*acide lactique* et quelques produits moins importants. La viande contient aussi des sels et surtout une notable quantité d'eau, utile à étudier sous bien des rapports, car c'est la proportion des principes aqueux qui sert à apprécier, mieux que toute autre condition, le pouvoir nutritif de la chair musculaire des divers animaux.

Il existe deux espèces de viande : l'une rouge, l'autre blanche ; mais il est bon de remarquer que les animaux qui ont la fibre musculaire la plus colorée quand ils sont adultes, peuvent, au contraire, avoir une chair très pâle lorsqu'ils sont moins avancés en âge ; exemple : le bœuf et le veau.

Les viandes de boucherie ont, sur les autres, une grande supériorité, pourvu que l'existence de l'animal n'ait pas été trop prolongée et qu'il n'ait pas succombé dans de mauvaises conditions d'alimentation ou de travail.

Le mouton, le bœuf, le veau et le porc sont les animaux dont la chair musculaire est le plus souvent employée. L'ordre dans lequel nous venons de vous les citer est l'ordre de leur digestibilité. Les trois premières nous donnent des aliments aussi savoureux que facilement assimilables; la viande du porc, dont la fibre est dense et serrée, est beaucoup plus difficilement attaquable par le suc gastrique.

Les viandes blanches ont deux origines; les unes proviennent des oiseaux, les autres des poissons. A côté des premières, dont la fibre musculaire est assez nutritive et se digère très bien, il faut placer celle des diverses espèces de gibier qui fournissent à l'alimentation une chair ferme, riche en principes aromatiques, facilement assimilable cependant.

Les poissons nous donnent, au contraire, une viande blanche, molle, presque dépourvue d'arôme, riche en principes aqueux, mais très pauvre en matière grasse; son usage exclusif se traduirait bientôt par une diminution de la puissance musculaire et par des signes de faiblesse générale.

A côté des poissons viennent se ranger quelques

crustacés, tel que le homard, la langouste, l'écrevisse, dont la chair dure et compacte n'est que péniblement modifiée par les sucs de l'estomac et quelques mollusques, escargots, moules, huîtres qui fournissent des viandes peu nourrissantes.

Diverses parties du corps des animaux sont parfois de précieuses ressources; c'est ainsi que le foie, le cerveau, vulgairement appelé cervelle, les reins ou rognons, le mou ou poumon, sont utilisés à juste titre. Ces diverses parties ne valent pas la chair musculaire, mais elles n'en sont pas moins bonnes, dans quelques circonstances, et peuvent rendre des services.

Le lait est le type de l'aliment complet. Celui de la femme est riche en sucre, puis, et très voisin de lui comme composition, vient le lait d'ânesse; celui de chèvre contient beaucoup de beurre et d'albumine, aussi l'ordonnons-nous pour les malades atteints de diarrhée; la vache et la jument donnent des laits qui ont beaucoup de ressemblance entre eux; celui de la chienne et de la brebis sont très sensiblement analogues, mais ils s'éloignent beaucoup des précédents, et sont surtout riches en sels.

Le lait réussit généralement bien, cependant il n'est pas exempt d'inconvénients. Celui qu'on peut principalement redouter est la diarrhée, due, avant tout, à la coagulation en masse du liquide dans l'estomac, au contact du suc gastrique; en l'additionnant d'eau de chaux ou de bicarbonate de soude, on évite cette fâcheuse conséquence. Quand, au contraire, son ingestion provoque la constipation, on y ajoute, avec avantage, de la farine de froment ou d'avoine ; il est alors bien plus facilement digéré.

La crème contient surtout du beurre, de la caséine, du petit lait ; elle est plus indigeste que le lait, mais moins que la caséine seule ; elle constitue un aliment essentiellement réparateur. Le petit lait est d'une digestion très facile, mais un peu laxatif. Le lait écrémé est moins nourrissant : soumis à l'ébullition, il devient plus léger pour l'estomac, et on doit toujours prendre cette précaution lorsqu'on doit le conserver pendant quelque temps.

Les falsifications qu'on fait subir à l'aliment qui nous occupe sont surtout fréquentes dans les grandes villes, et, la plupart du temps, elles consistent dans l'adjonction d'une grande quantité d'eau. Divers instruments on été inventés pour reconnaître les falsifications du lait ; mais, seule, l'analyse chimique donne des résultats très satisfaisants ; on dose, par des procédés très simples, la quantité de beurre, et on arrive ainsi à savoir si le lait a été ou non sophistiqué.

Le beurre est un mélange de la matière grasse du lait avec une petite quantité de caséine et de petit lait. Le beurre se décompose très facilement et rancit ; on remédie à cet inconvénient en le salant pour le conserver. Les qualités digestives du beurre sont, avant tout, subordonnées à son état de pureté et de fraîcheur. Quand il est dans de bonnes conditions, il est facilement absorbé ; salé il l'est moins. Les personnes atteintes de maladies de l'estomac ne peuvent le digérer seul, mais, associé à d'autres substances, l'estomac le supporte plus facilement.

Le beurre est très généralement et très utilement employé pour les préparations culinaires ; toutefois s'il est en trop grande quantité, il les rend très indigestes. C'est l'un des types de l'aliment respiratoire, il a, à ce point de vue, une grande valeur ; administré aux enfants lymphatiques et scrofuleux, il a pu rendre de réels services.

Depuis quelques années, des essais ont été tentés pour remplacer le beurre par d'autres corps gras, tirés des animaux ; les produits obtenus ainsi, quelque réussis qu'ils soient, n'ont donné encore naissance qu'à une substance, la margarine, absolument différente du beurre et ne pouvant nullement le remplacer.

Avec le lait, on fabrique aussi des fromages ; ce sont, en général, des corps d'une digestion difficile, il est des estomacs qui ne peuvent absolument pas les supporter, il faut en donner très peu au vieillard et à l'enfant. Cependant, il y a lieu de faire une exception pour les fromages mous et frais, dits vulgairement fromages à la crême, fromages de Neufchâtel ou Suisses ; ces derniers se digèrent, en général, assez bien, ils sont doux et nourrissants.

L'œuf se divise en deux portions distinctes ; le blanc, presque essentiellement composé d'albumine, et le jaune, formé surtout de matières grasses. Le blanc coagulé n'est pas d'une digestion très facile ; il n'en est pas de même du jaune, qu'on absorbe au contraire très bien. Non cuits, les œufs sont très nutritifs et très aisément assimilables; ils sont, de plus, très réparateurs et conviennent très bien aux convalescents.

Le règne végétal nous donne une grande quantité d'aliments dont quelques uns contiennent de l'azote. Les principes végétaux quaternaires sont identiques aux éléments de même composition qu'on tire des animaux ; c'est ainsi qu'il y a une albumine végétale, une fibrine végétale, qui porte essentiellement le nom de gluten, et une caséine végétale, analogue à celle du lait, et qu'on appelle légumine; mais dans tous ces corps la proportion d'azote est très minime par rapport à la masse générale.

Les éléments qui nous sont fournis par les plantes ont été plus spécialement rangés parmi les corps respiratoires. Néanmoins nous verrons que plus une substance végétale contient d'azote, plus elle est nourrissante.

L'amidon est, de toutes ces dernières, la plus abondamment répandue dans les végétaux ; on en trouve dans toutes les plantes, mais on ne peut utiliser que celles qui en possèdent de grandes quantités. Après l'amidon vient la cellulose, c'est-à-dire l'enveloppe des utricules de la plante, qui, lorsqu'elle n'est pas dure, est aussi un aliment.

A côté de ces deux substances, amidon et cellulose, les végétaux contiennent une grande quantité de sucre dont le rôle alimentaire est aussi très important (sucre de canne, de betterave, sucre de fruits, etc.). Presque tous les fruits lui doivent leur saveur. A côté de ces éléments, il faut citer encore la fécule, dont la transformation en substance sucrée est un des phénomènes de la digestion.

Les plantes contiennent aussi des corps gras, mais en quantité très minime, excepté dans certains fruits tels que les olives, noix, etc. Ces substances grasses ont les mêmes propriétés chimiques que les matières de même nature qui se rencontrent chez les animaux. Enfin, on trouve encore dans les végétaux, des acides et des mucilages : ces deux corps n'ont pas une grande importance, au point de vue de la nutrition et de l'alimentation.

Les végétaux importants à étudier sont, avant tout, les céréales : le froment, le seigle, le riz, le maïs, l'avoine, l'orge, etc.

Au moyen d'une trituration, dont nous n'avons pas à nous occuper ici, on réduit le grain de ces plantes en farine, c'est-à-dire en une poudre plus ou moins fine. Les farines doivent leurs propriétés nutritives au gluten, ou fibrine végétale, qu'elles contiennent. Le froment ou blé est, de toutes, celle qui en renferme la plus grande proportion, environ 20 0/0 ; tandis que la farine d'avoine n'en donne que 6, celle de riz 5, celle de pois 3.

La meule écrase le blé et donne un résidu, essentiellement formé de farine et de son ; on *blute* ensuite la farine, c'est-à-dire on lui enlève une certaine partie du son qu'elle contenait. Ce dernier corps, formé surtout de cellulose, n'est que l'enveloppe du grain et ne possède qu'un très faible pouvoir nutritif.

La farine de froment sert à la préparation du pain Voici comment on procède. On prend une certain quantité de cette poudre et on la mélange ave de l'eau, mais le mélange doit être intime; i est fait par des hommes qui pétrissent la farine c'est-à-dire qui arrivent à en faire un pâte molle qu'il faut bien se garder de faire cuire dans ce état ; le pain serait alors compacte, indigeste, e semblable à celui qu'on emploie dans certain pays où, pour le rendre supportable, on est oblig de le réduire en petites galettes extraordinaire ment minces.

Dans nos climats, nous préférons un pain moin tassé et moins lourd; pour obtenir ce résultat après le pétrissage on donne à la pâte la légèret nécessaire, en faisant dégager de son intérieu une grande quantité de bulles de gaz, qui traver sent la masse dans tous les sens, la boursouflent la rendent perméable et permettent ainsi un cuisson plus complète.

Ce dégagement de gaz s'obtient en vertu de l propriété qu'ont les matières sucrées de se trans former, sous l'influence d'un ferment, en gaz aci de carbonique. On donne au ferment employé dan la boulangerie le nom de levûre; il est identique celui dont on se sert pour la fabrication de la bière

Le pain suffisamment levé est placé dans u four où il cuit. Après la cuisson, il est essen tiellement composé de deux parties : la croûte à l'extérieur; la mie, au contraire, à l'intérieur cette dernière est la partie qui a été la moins in fluencée par la cuisson. Si un pain n'est ni suffi samment pétri, ni suffisamment levé, il est fort indigeste.

Nul aliment n'est aussi précieux, ni d'un emploi plus général que le pain ; toutefois il est bon de n'en pas faire usage quand il est encore chaud ; car il se digère alors très difficilement ; rassis, au contraire il est très absorbable, pourvu qu'on le mâche avec soin ; c'est surtout dans la bouche, que commence la transformation des aliments féculents et du pain par conséquent.

Trop cuit, c'est-à-dire desséché et carbonisé à l'extérieur, il exige de l'estomac un travail très considérable.

Le pain est, après le lait, l'aliment le plus complet, grâce à sa composition, qui contient à la fois des éléments plastiques et des éléments respiratoires.

La farine de froment sert aussi à faire des bouillies, si souvent administrées aux enfants. Ce mode d'alimentation est avantageux, pourvu qu'on n'en abuse pas.

Avec la farine, on confectionne diverses pâtisseries, préparations que les estomacs très vigoureux seuls peuvent bien supporter, et dont il faut être très sobre avant l'adolescence.

Aliments tirés des autres céréales — Certaines espèces de froment et, en particulier, les blés durs d'Algérie, permettent de fabriquer d'autres aliments à base de farine : par exemple, le vermicelle, le macaroni, la semoule, etc. Ces divers produits sont faciles à digérer et très nourrissants.

Quelques céréales, en dehors du froment, donnent des farines : le seigle, qui sert à préparer ur pain assez agréable, plus nourrissant mais plus difficile à digérer que celui qu'on fait avec le blé ; l'orge, qui donne un aliment grossier qu'on doit mélanger avec du froment ; l'avoine, employée en Angleterre, mais quelquefois administrée aux jeunes enfants, à cause de ses propriétés légèrement laxatives, et aussi à cause des sels qu'elle contient.

Le riz qui ne pousse guère que dans les climats humides et marécageux, a joui jusqu'à ces dernières années, d'une vogue excessive. On croyai qu'il pouvait, jusqu'à un certain point, remplace la viande. Il n'en est rien ; au contraire, c'est à peine si le riz contient de l'azote et il ne doi guère sa réputation qu'à sa saveur agréable Comme il est d'assez facile digestion et qu'il possède peu de pouvoir réparateur, il faut, lorsqu'i est employé seul, comme dans certaines contrées en avaler de grandes quantités, ce qui finit par l rendre indigeste.

Le maïs donne une farine qui lève difficilement, avec laquelle on prépare une pâte fade visqueuse, compacte, qui rancit et moisit vite Dans un grand nombre de campagnes on emploie pour l'alimentation, le sarrazin ou blé noir le pain qu'on fabrique avec cette farine est indigeste, et cependant on y associe toujours une cer taine quantité de farine de froment.

Quel que soit le grain qui ait servi à faire l pain, il faut de toute nécessité, pour le conserver le placer dans un lieu qui ne soit ni trop sec, car il se dessécherait vite, ni trop humide, car il ne tarderait pas à moisir et à se couvrir d'un petit champignon spécial, sorte de moisissure qui a pu, dans certains cas, provoquer des accidents.

Les céréales servent encore à obtenir divers produits : l'amidon, l'arrow-root qui vient du *maranta indica*, le tapioca du manioc, le sagou du *sagus farinifera*, le salep d'une orchidée originaire de la Perse (*orchis mascula*), etc., etc.

Nous allons maintenant étudier les racines féculentes. La plus importante, de beaucoup, c'est la pomme de terre, aliment précieux pour l'homme et qui constitue une des cultures compensatrices, au moyen desquelles nous pouvons nous défendre contre les disettes des céréales; elle contient des substances azotées, mais aussi et surtout des substances amylacées et sucrées.

C'est donc un aliment très nourrissant et très utile; de plus, il est de facile digestion et se prête à toutes les préparations culinaires.

A côté des racines féculentes, viennent les champignons qui se subdivisent en deux classes : 1° ceux qui sont comestibles; 2° ceux qui sont vénéneux. Nous ne parlerons ici que des premiers, voulant réserver les autres pour le moment où nous étudierons les végétaux nuisibles.

Par la quantité d'azote qu'ils contiennent, les champignons peuvent être considérés comme un aliment nutritif, mais dans de mauvaises conditions à cause de la difficulté avec laquelle on les digère. Il faut se garder de manger les champignons cueillis depuis trois ou quatre jours, car ils se putréfient avec une excessive rapidité et, une fois altérés, ils peuvent devenir très nuisibles, quelle que soit, du reste, l'espèce à laquelle ils appartiennent.

Les herbes potagères qui entrent dans notre alimentation se divisent en deux catégories : les unes se mangent préparées, les unes au contraire crûes. D'une manière générale, ces produits ne sont pas extrêmement nourrissants; ils contiennent, principalement, de la cellulose, un suc formé surtout d'albumine végétale, un peu de fibrine, du sucre et du mucilage.

La cuisson a pour effet de ramollir les fibres légèrement denses et dures des végétaux, de coaguler la fibrine et l'albumine végétale et de les rendre, par conséquent, plus facilement assimilables.

On admet généralement que plus la digestibilité est facile, plus le pouvoir nutritif est faible. Les végétaux qui rentrent dans la catégorie des herbes potagères sont : l'asperge, le céleri, le cardon, l'artichaut, le chou frais ou altéré, fermenté (à l'état de choucroûte qui est un mauvais aliment), la laitue, le navet, la carotte, etc., etc. Il faut ajouter à cette liste, les herbes, en général, très peu nourrissantes, très pauvres en substances azotées et particulièrement l'épinard, l'oseille, la chicorée, etc., qui sont surtout utiles lorsqu'elles servent de complément aux viandes et aux aliments excitants dont elles modèrent l'action.

Après ces herbes, viennent les fruits des

légumineuses qui rentrent dans la même classe lorsqu'ils sont jeunes, mais qui deviennent très nourrissants quand ils sont parvenus à l'état de graines proprement dites : les haricots, pois, fèves, etc., renferment tous une grande quantité de fécule et de principes azotés et sont, par suite, des aliments très complets.

L'enveloppe dure et résistante qui les entoure empêche, dans bien des cas, leur entière cuisson ; ils deviennent, par suite, très difficilement attaquables par les sucs gastriques. Lorsqu'ils sont mal mâchés, ils donnent, de plus, naissance à des gaz qui viennent en grand nombre remplir l'intestin, ralentissent le travail de l'estomac et fatiguent ce viscère.

Les fruits se divisent en : 1° farineux ou amylacés, tels que les châtaignes et certaines graines ; 2° huileux : noix, noisettes, amandes ; 3° aqueux : oranges, figues, etc. ; 4° sucrés, acides : citrons, groseilles, etc. ; 5° astringents : coings, nèfles, sorbes, etc. Bien mûrs, ils sont digérés facilement par l'estomac et ne le fatiguent pas, mais il ne faut pas en abuser ; lorsqu'on en fait abus, ils amènent en général, des diarrhées et des dyssenteries.

Dans les saisons humides, les fruits sont plus difficilement supportés ; en tous temps ils peuvent devenir très nuisibles, si leur maturité n'est pas suffisante. L'un de ceux qui possèdent à un haut degré, les propriétés dont nous venons de parler, est le melon ; on est obligé de l'assaisonner de condiments, pour le rendre d'une digestion facile.

Nous avons vu que, dans un grand nombre de cas, il faut faire subir aux aliments diverses préparations pour les rendre plus attaquables par les sucs que sécrète le tube digestif.

A cet égard, Larrey avait coutume de dire que le phénomène de la digestion ne commençait pas dans la bouche, mais bien dans la cuisine.

La plus importante de toutes les préparations auxquelles on soumet les aliments, consiste dans l'application de la chaleur ; celle-ci, avec le concours de l'eau, ramollit les substances, les désagrège, les rend d'une mastication facile et d'une digestion plus rapide ; on en a déjà vu un exemple, à propos des graines légumineuses : sous l'influence de l'eau et de la chaleur, ces dernières se gonflent, se dissocient et, par suite, deviennent plus attaquables par la salive, le suc pancréatique et intestinal. Les corps gras et les sucres ne sont que très peu modifiés par l'action de la chaleur, et il faut des préparations différentes pour les altérer.

En principe, plus la dissolution d'un aliment dans les liquides de l'estomac est facile, plus la digestion s'opère aisément ; comme aussi plus la surface sur laquelle peuvent agir les sucs sécrétés par les organes digestifs est grande, plus ils sont facilement transformés ; c'est encore pour cette raison que la cuisson, qui dissocie et gonfle les fibres végétales ou animales, est utile à tous les points de vue.

Etudions maintenant quel va être l'effet de la cuisson sur chaque espèce d'aliments, prise à part

L'action de la chaleur s'exercera sur la viande de deux façons différentes, selon que cette dernière sera ou non plongée dans l'eau. Les conditions varieront encore, suivant que la chair musculaire sera placée dans l'eau chaude ou dans l'eau froide.

Quand nous mettons, par exemple, un morceau de bœuf dans l'eau froide, cette eau pénètre jusqu'au centre de la viande; il y a une imbibition complète, et ce n'est que peu à peu que, la température s'élevant, tous les principes nutritifs et les sels sont dissous; on a alors un très bon bouillon et un très médiocre bouilli. Supposons, au contraire, qu'on place le morceau de bœuf dans l'eau chaude, le premier effet obtenu sera la coagulation de l'albumine à la surface de la viande; il se formera, par suite, une enveloppe complète qui empêchera l'eau d'aller dissoudre les sels et les principes nutritifs; de là un très mauvais bouillon et une viande qui, ayant conservé encore une partie de ses sucs, sera très nourrissante.

On a beaucoup discuté sur la valeur nutritive du bouillon; les chimistes ne lui attribuent pas la propriété d'être utile à notre organisme; ils insistent sur les analyses qui tendent à démontrer que cette préparation ne contient qu'une très faible proportion de matériaux solides. Si on s'en rapporte à la chimie seule, le bouillon ne peut guère nous fournir de principes réparateurs, puisqu'il n'en possède pas, mais les hygiénistes le considèrent comme un aliment qui, quoique peu nutritif, agit favorablement sur l'estomac à cause de son principe aromatique, procure un sentiment de bien-être et excite nos organes digestifs. Pris au début des repas, il a donc une utilité réelle, surtout pour les convalescents, dont le tube digestif, quelquefois si difficile, se trouve très bien de cet aliment, à la condition qu'il ne soit ni trop aqueux, ni trop gras.

Pour obtenir ce résultat il est bon de l'additionner d'une petite quantité de principes féculents (tapioca, vermicelle, etc.). Depuis quelques années on a cherché à faire du bouillon avec les os, c'est-à-dire à utiliser la gélatine des os et des articulations, pour la faire servir à l'alimentation, mais il semble démontré que cette préparation est, au point de vue nutritif, sans utilité sérieuse.

Le bouillon de poulet et le bouillon de veau conviennent quelquefois aux estomacs faibles, seulement il ne faut jamais en prolonger l'emploi; il en est de même du thé de bœuf, préparation aujourd'hui très souvent employée et qui rend de grands services dans l'alimentation des malades.

Le rôtissage constitue le second mode de cuisson des viandes. Pour que ce procédé soit bon, il faut un feu vif, afin de coaguler l'albumine de la surface du morceau de viande et former, par suite, une enveloppe s'opposant à la déperdition du principe aromatique de la viande, l'osmazône. Le rôtissage a ses degrés; dans quelques cas, on arrête la cuisson avant que la viande soit atteinte jusque dans ses parties centrales; dans d'autres cas, au contraire, on cherche à ce que tout l'intérieur soit soumis à une température élevée. Les viandes rôties sont, en général, de facile digestion.

On peut encore employer comme moyen de cuisson des aliments, la vapeur d'eau ou l'étuve : c'est là aussi un bon moyen qui conserve bien les sucs alimentaires. Le rôtissage, pour être vraiment bien salubre, doit être fait au moyen d'une broche; les viandes cuites au four sont moins facilement digérées que celles qui sont rôties ou grillées.

La cuisson des aliments est, d'une manière générale, une opération qui présente une importance considérable; dans quelques cas seulement on peut s'en abstenir; son action sur les viandes est telle que, dans certaines circonstances, elle a permis d'utiliser des aliments notoirement avariés. Sous l'influence de la température, les ferments qui sont contenus dans les muscles se trouvent détruits, et, par suite, de nombreux accidents évités.

Le seul mode de préparation qui convienne aux végétaux est, comme nous l'avons vu, la cuisson par l'eau.

Les condiments. sont à proprement parler, des substances accessoires qui servent à modifier le goût des divers aliments, à exciter l'estomac pour faciliter la digestion; ils ne sauraient donc être supprimés sans grand inconvénient. Leur action est surtout stimulante et, par suite, l'abus peut souvent créer des dangers.

Quand un estomac est habitué à ne digérer qu'à l'aide des condiments, il peut devenir inapte à remplir ses fonctions. Les condiments les plus employés sont le sel, le sucre, le vinaigre, le poivre, la moutarde. Moins utiles pendant l'hiver, il est souvent nécessaire d'y avoir recours pendant la saison chaude, pour stimuler l'estomac.

Le sel ne devrait peut-être pas être placé parmi les condiments ; il rentre bien plutôt, dans la classe très importante des aliments d'origine minérale. Son usage est indispensable à l'homme qui doit en consommer, d'après Barbier, de 12 à 15 grammes par jour. La privation de chlorure de sodium ou sel marin, dans plusieurs provinces de la Russie, a permis de constater que quand cet aliment fait défaut pendant un certain temps, il se produit de la langueur, de la faiblesse, de la tendance à l'œdème ; en un mot tous les symptômes d'une altération profonde de l'organisme. Durant le siège de Metz, en 1870, ces mêmes accidents se sont reproduits et la privation de sel a été l'une des plus difficiles à supporter.

Le vinaigre a été souvent absorbé dans le but de provoquer l'amaigrissement ; c'est là, tout d'abord un mauvais moyen, très irrégulier dans son effet et qui procure le plus souvent des troubles gastriques dont on peut souffrir ensuite pendant tout le reste de l'existence.

Le beurre considéré comme condiment est d'une grande utilité, mais il ne faut pas en exagérer l'emploi, il rendrait alors les viandes très difficilement digestibles.

Pour soumettre à l'action de la chaleur les diverses substances qui nous nourrissent, nous employons généralement des ustensiles formés de matières diverses mais capables de résister aux flammes de nos foyers. Ce sont des vases en cuivre, en plomb, en zinc, en fer battu, en terre travaillée, en porcelaine, en verre et en bois.

Les premiers ne peuvent être utilisés que bien étamés, c'est-à-dire enduits, dans tous les points où ils sont en contact avec l'aliment, d'un autre métal, l'étain, qui jouit d'une innocuité parfaite, pourvu qu'il ne contienne pas de plomb. Comme l'étamage n'est jamais absolument parfait et que l'action des acides et en particulier du vinaigre peut agir sur le cuivre, il sera toujours bon de ne laisser séjourner ni refroidir aucun mets dans des vases de cette nature, car il se forme souvent par le refroidissement un sous-acétate de cuivre (en chimie le vinaigre porte le nom d'acide acétique) qui peut dans certains cas être cause d'accidents.

Les vases en plomb doivent, à tous égards, être rejetés; ils sont trop facilement fusibles et le métal dont ils sont formés est si toxique qu'il vaut infiniment mieux le laisser de côté.

Le zinc ne peut guère servir qu'à emmagasiner l'eau; il ne peut être d'aucune utilité, en dehors de la conservation de ce liquide; les acides l'attaquent avec énergie et, par suite, son usage est restreint.

Le fer battu, le fer étamé, dit encore ferblanc, sont journellement employés; ce sont, en général, de bons métaux, très capables de rendre des services, mais qui, quelquefois, communiquent aux aliments une saveur astringente comparable à celle du fer.

La fonte émaillée, d'un prix relativement plu élevé que celui des ustensiles dont nous venon de parler, n'est pas exempte d'inconvénients bien qu'elle puisse, au premier abord, paraîtr infiniment supérieure. En effet, l'émail se dilat moins que le métal, et dès lors se fendille; l'aliment que l'on prépare avec ces ustensiles arriv à être en contact avec la fonte, ce qui est mauvais.

Les ustensiles en terre ont eu de tout temp une importance particulière; autrefois, leur fabrication constituait un art indépendant qui conférait presque la noblesse; c'est qu'en effet, bie faites, les poteries sont le meilleur moyen d cuire nos aliments; seulement les terres employées pour cet usage, sont toutes poreuses elles nécessitent l'adjonction d'une couche imperméable capable de les rendre aptes à conserver le liquides.

Ces enduits ou vernis présentent un intérê puissant pour l'hygiéniste, car ils sont, en général, fabriqués avec des sels de plomb et le ouvriers potiers sont fréquemment atteints d'affections saturnines. D'une manière générale cependant, on peut dire que, bien cuites, les poterie ne présentent aucun danger et sont avec raiso journellement employées pour la cuisson de no aliments.

Le verre serait, sous tous les rapports, préférable, s'il ne cassait avec trop de facilité. Il en est de même de la porcelaine, mais cette dernière a l'inconvénient de ne pas résister suffisamment au feu.

Les ustensiles en bois sont quelquefois utiles ; mais soumis à l'action des flammes de nos foyers, ils brûlent, aussi est-ce pour conserver les matières alimentaires qu'on les emploie.

L'aliment, préparé dans des conditions excellentes au point de vue de l'hygiène, va-t-il se conserver longtemps ou sera-t-il facilement altéré par les influences atmosphériques ? Malheureusement il est soumis à des causes nombreuses de décomposition qui hâteront le moment où il deviendra impossible de le faire servir à notre consommation.

Parlons d'abord des aliments d'origine animale ; nous nous occuperons ensuite de ceux qui proviennent du règne végétal. Les premiers sont sujets à des maladies quelquefois transmissibles à l'individu appelé à consommer la chair musculaire des animaux qui en sont atteints.

Bien que des ordonnances de police très sévères soient, en général, une sauvegarde et que la vente de toute denrée nuisible soit entourée de difficultés de toutes sortes, il ne faut jamais compter sans la cupidité, et les fraudes sont si fréquentes qu'il est préférable de se mettre en garde de toutes manières. Le meilleur moyen, est la cuisson parfaite des morceaux suspects ; c'est grâce à l'influence de la chaleur qu'on peut, du reste, s'expliquer comment le consommateur échappe aux maladies inoculables qui frappent le boucher.

Mais l'animal qui a fourni la viande fût-il aussi sain que possible, pendant sa vie, dès l'instant où celle-ci a subi un commencement de putréfaction, il y a lieu de se mettre en garde contre les propriétés nuisibles qu'elle acquiert, et d'y remédier, en portant ces matières alimentaires à une haute température, afin de détruire par la chaleur, les principes toxiques résultant de la fermention putride.

Enfin l'animal peut être l'habitation, le milieu où vivent et pullulent de nombreux entozoaires, petits vers microscopiques qui, par leur présence, entraînent quelquefois des maladies et la mort même : (tœnias, ou vers solitaires, des trichines, etc.) Les premiers se rencontrent plus spécialement dans la viande crue de tous les animaux de boucherie, la trichine dans celle du porc. Le seul moyen à employer, pour être sûr de ne pas ingérer des germes de maladies, est de soumettre les substances à une température de 70 à 80 degrés. Sous ce rapport, le rôtissage présente des conditions moins bonnes que l'ébullition, car souvent la partie centrale de la viande, pour peu que le morceau soit un peu gros, ne subit pas une assez haute température.

Les aliments d'origine végétale ont aussi des parasites qui vivent à leurs dépens, et les altèrent d'une manière très réelle. C'est ainsi, par exemple, que le seigle, dont on fait grand usage dans certains pays, présente quelquefois un champignon spécial, l'ergot, regardé comme la cause d'affections sérieuses et bizarres qui sévissent dans tous les pays où cette céréale sert à faire du pain.

Dans le même ordre d'idées, il est des végétaux microscopiques qui se trouvent sur un grand nombre de plantes qu'elles rendent plus ou moins malsaines. Infiniment petits, ces corpuscules se développent avec la plus grande facilité, lorsque le temps est à la fois chaud et humide; leur présence est si nuisible, que c'est en grande partie contre eux que sont dirigés les procédés de conservation dont nous parlerons plus loin.

Les substances alimentaires azotées sont celles qui s'altèrent le plus promptement; elles prennent, alors, un goût spécial, suivant l'animal dont elles proviennent. Dans le gibier ce goût est agréable, mais la viande n'en est pas moins altérée, et il faut avoir recours à la cuisson afin d'obtenir l'innocuité dont le gibier jouit en général, mais qui cesse lorsque la température n'est pas portée à un degré assez élevé pendant un temps suffisamment long.

Les graisses, sauf les huiles et le beurre, se conservent assez bien. Les substances féculentes sont très facilement altérées par des végétaux microscopiques qui les rendent nuisibles.

Dans quelques cas les aliments sont toxiques par eux-mêmes : telle est, par exemple, la viande d'animaux empoisonnés, celle qui provient d'êtres surmenés, ou celle de certains mollusques comme les huîtres et les moules, qui peuvent, pendant la saison chaude, être cause d'accidents sérieux.

Certains végétaux, sont beaucoup plus souvent encore, le point de départ de maladies : la belladone, le laurier dont le fruit, qui a l'aspect d'une cerise, peut donner lieu à des empoisonnements, et surtout les champignons qui sont assurément fort utiles à connaître et d'autant plus dangereux que les caractères qui servent à les apprécier sont quelquefois très peu apparents. C'est pour cette raison que la police ne tolère que les espèces examinées, avec soin, par un expert. Enfin il faut se souvenir que les champignons les plus sains, peuvent, en s'altérant, devenir très nuisibles et provoquer des empoisonnements.

Des accidents souvent très graves peuvent encore se produire dans d'autres circonstances; ainsi on ingère dans quelques cas des substances toxiques telles que des acides, des alcalis caustiques, des sels minéraux de cuivre ou d'arsenic, du phosphore, des opiacés, etc.

Les premiers soins à donner dans les cas d'absorption de substances toxiques diffèrent suivant leur nature. Ainsi pour les acides il sera bon d'administrer des corps alcalins tels que la magnésie, par exemple, ou l'eau de savon ; pour les alcalis au contraire, une boisson acidulée, contenant du vinaigre, du jus de citron, sera extrêmement utile.

D'une manière générale, quand le poison n'est pas caustique, on devra toujours administrer un vomitif, sans attendre même l'arrivée du médecin qui seul a qualité pour prescrire les substances neutralisantes ou pratiquer le lavage de l'estomac.

Dans un certain nombre de cas, ce n'est pas spontanément que les matières alimentaires subissent des modifications nuisibles; la cupidité et la mauvaise foi des marchands les poussent à sophistiquer ces substances dans un but de lucre. Les altérations les plus fréquentes peuvent se ranger en trois classes : 1° dans certains cas, on mélange à l'aliment un corps manifestement vénéneux ; 2° dans d'autres circonstances, le corps qu'on ajoute n'a aucune action toxique immédiate, mais peut l'acquérir si son usage se prolonge; 3° enfin, la substance n'a absolument aucune action sur l'organisme.

La première fraude est, de toutes, la plus rare; c'est à peine si on en cite un petit nombre d'exemples. Il en est une néanmoins qui s'est produite à diverses reprises, nous voulons parler de l'adjonction de litharge au vin; ce sel de plomb est destiné à clarifier le liquide et à lui enlever, en le neutralisant, la saveur acide qu'il peut avoir.

La seconde des sophistications est bien plus fréquente et surtout bien plus difficile à réprimer, elle est essentiellement destinée à rendre utilisables des aliments de qualité inférieure, ou à leur donner un arôme ou des qualités particulières de saveur ou de conservation; de ce nombre est l'adjonction d'alun au pain, de plâtre au vin, etc.

La troisième est essentiellement caractérisée par le mélange d'une substance d'un prix inférieur à celui de l'aliment, de là une augmentation de poids préjudiciable à l'acheteur.

Certains aliments ne peuvent plus, pour ainsi dire, se trouver purs dans le commerce. Tous ont été plus ou moins falsifiés, et si ce fait est de peu d'importance pour l'homme riche, il n'en est pas de même pour celui dont l'ordinaire est strictement réduit au nécessaire.

Le pain notamment si souvent sophistiqué, devrait être surveillé avec grand soin, à cause de son importance exceptionnelle dans l'alimentation. Il est impossible d'énumérer ici les nombreuses fraudes dont les produits alimentaires sont l'objet, mais elles ont été étudiées avec soin par l'hygiéniste.

On s'est beaucoup préoccupé de conserver les matières alimentaires. Dans les vastes plaines de l'Amérique et de l'Australie les bestiaux sont si abondants que la viande a une valeur vénale très minime. L'idée de transporter en Europe ces denrées qui se perdent, la nécessité de prévoir, dans les années d'abondance, les disettes possibles, ont donné naissance à des essais nombreux de conservation des matières alimentaires.

Les procédés qui ont le mieux réussi sont ceux qui sont fondés sur la connaissance des causes d'altération.

Les circonstances qui facilitent la décomposition sont au nombre de trois : 1° le contact de l'humidité ; 2° celui de l'air atmosphérique ; 3° une température variant entre 5° et 95°.

Supprimer l'une de ces trois conditions, suffit pour assurer la conservation des denrées. Partant de ce principe, quelques industriels ont fondé leurs procédés sur la dessication des matières alimentaires, d'autres sur la suppression du contact avec l'air atmosphérique.

Ces conditions ont été réalisées, soit en faisant sécher les viandes au soleil ou au four, soit en faisant le vide dans les vases contenant les denrées, soit encore en remplissant les récipients au moyen d'un gaz inerte; enfin d'autres, s'inspirant de principes physiques élémentaires, ont utilisé la glace pour abaisser la température au-dessous de 5 degrés, ou l'ébullition pour l'élever au-dessus de 95°. Ces deux derniers procédés sont connus l'un et l'autre depuis plusieurs siècles.

Quelques substances ont aussi la propriété d'agir de la même manière et de retarder l'altération des matières alimentaires; ces dernières, qui agissent chimiquement, portent le nom d'antiseptiques et donnent les meilleurs résultats, en empêchant la fermentation et en s'opposant à la prolifération des germes microscopiques; ce sont, notamment, le sel marin, la fumée, les composés phéniqués, l'acide salicylique, etc., etc.

Quelques-uns de ces procédés très perfectionnés et basés sur les connaissances précédentes, ont permis de préparer des conserves alimentaires, dont l'usage, aujourd'hui très apprécié, remplace, avec avantage, les viandes salées ou fumées pour la navigation. Cette substitution a fait diminuer et disparaître même certaines affections qui sévissaient sur les marins et les passagers et dont la cause était le mode de conservation des denrées.

Les viandes fumées, par exemple, sont très souvent mal préparées; au lieu de leur faire subir l'action lente de la fumée, certains industriels se contentent de les tremper dans une solution de créosote, substance antiseptique très efficace, mais qui ne pénètre pas suffisamment au centre du morceau. Même fût-elle bien préparée, la viande fumée est de difficile digestion.

Telles sont les considérations principales qui ont trait à la qualité des aliments. Étudions maintenant ce qui a rapport à leur quantité. Pour qu'un organisme se maintienne dans de bonnes conditions, il est de toute rigueur qu'il répare les pertes qu'il subit.

D'autre part, si l'alimentation [se bornait à ce rôle réparateur, jamais notre individu ne pourrait s'accroître, fournir les matériaux de rénovation de nos tissus et entretenir la chaleur constante que possèdent tous les animaux supérieurs. Or, c'est là le but de l'alimentation. Si nous nous contentions de rendre à l'organisme ce qu'il a perdu, nous pourrions, tout au plus, entretenir une existence atténuée et pénible; c'est le contraire qui est désirable, et comme disait Hippocrate : « Il ne suffit pas seulement d'exister, il faut encore vivre dans des conditions telles, que notre individu puisse produire un travail efficace et sérieux. »

De là, nécessité de fournir à notre organisme des éléments réparateurs.

On est arrivé à démontrer que les deux principes qui servent à apprécier la valeur nutritive des aliments sont l'azote pour les composés quaternaires, le carbone pour les autres.

Ce fait étant admis, il était facile de rechercher la quantité de carbone et d'azote contenue dans les excrétions de l'organisme. C'est ce qu'ont fait les chimistes, et voici les résultats auxquels ils sont arrivés : Payen croit que 20 g. 50 d'azote et

310 de carbone sont les quantités de principes nutritifs sans lesquels l'homme ne peut suffire à ces besoins. De Gasparin ajoute 5 g. d'azote, sans rien changer au poids du charbon. Barral veut 22 à 27 g. d'azote, adopte comme moyenne 24, et fixe à 0 g. 44 c. de ce métalloïde la quantité relativement utile, pour chaque kilog. du poids de l'individu observé. (Cette donnée est importante puis qu'elle nous permet d'alimenter davantage celui qui, par sa force et sa taille, en a le plus besoin.) M. Dumas a indiqué sensiblement les mêmes chiffres. MM. Andral et Gavarret se sont surtout occupés de la quantité de carbone qu'ils ont fixée à 382 g. Liébig est allé plus loin encore, il a adopté le chiffre de 435 g.

Au premier abord, il y a lieu de s'étonner beaucoup que des savants si distingués soient arrivés à des résultats si dissemblables, mais le fait s'explique si on considère les conditions dans lesquelles les sujets qu'ils observaient, étaient placés. Les uns se sont occupés de l'homme au repos : les autres, au contraire, d'individus livrés à un travail manuel, de telle sorte qu'il est rationnel d'adopter, comme le font certains auteurs, un terme moyen : pour eux la ration minima est celle de Payen ; si l'individu observé se livre à un exercice modéré, la quantité d'azote et de carbone sera portée à 24 et à 350 g. Le travail est-il rude au contraire, on tâchera d'arriver à 27 ou 30 g. pour l'azote et à 450 et même 500 g. pour le carbone.

Il faut bien remarquer qu'un poids d'azote de

10 g. par exemple, est loin de représenter 10 g. de viande, bien au contraire, en effet, un kilog. de viande ne donne guère que 27 g. 97 d'azote, et environ 109 g. 80 de carbone : de même un kilog de pain, aliment d'origine végétale qui est surtout féculent, ne fournit que 10 g. 80 d'azote et 295 g. de carbone. On voit par ces chiffres, combien la quantité de principes carburés est grande dans le pain et petite dans la viande, combien au contraire le poids d'azote est important dans la viande comparativement à celui qui existe dans les végétaux.

Ce qui vient d'être dit suffirait pour démontrer la nécessité d'un régime mixte, c'est-à-dire d'une alimentation où se trouvent à la fois des produits animaux et des éléments végétaux. Supposons pour un moment des repas exclusivement composés de pain, et voyons combien il faudra en ingérer pour avoir la quantité d'azote nécessaire. En faisant un calcul très simple, on arrivé à 2 kilog. par jour, ce qui donne exactement 21 g. 60 d'azote, mais cette même quantité d'aliments féculents fournit en sus, environ 590 g. de carbone.

De même pour obtenir les 300 g. de carbone qui constituent la ration minima, il faudra ingérer près de 3 kilog. de viande par jour, quantité de nature à faire reculer l'estomac le plus robuste. En associant, au contraire, les diverses sortes d'aliments, en faisant fournir les substances azotées par la viande plus particulièrement, le carbone par les aliments féculents, on arrive à une ration journalière composée de viandes, légumes, pain, substances grasses, etc., d'un poids total qui varie entre 1,750 et 1,790 gr. et qui représente très sensiblement ce qui est nécessaire pour subvenir à nos besoins et à notre activité.

En présence de l'impossibilité d'évaluer chaque jour, mathématiquement, la quantité d'aliments qui nous est indispensable, il faut nous en rapporter aux sensations que la nature a placées en nous, pour nous indiquer le besoin d'aliments et pour nous avertir quand ce besoin est satisfait.

La distribution des repas varie suivant les habitudes; cependant, on ne peut trop conseiller la plus grande régularité à cet égard. En principe, il ne doit pas s'écouler plus de cinq heures et pas moins de quatre, entre chacun des repas. La disposition suivante paraît être la plus hygiénique; en s'éveillant, alors qu'on n'a pu encore, par l'exercice et le travail, exciter l'appétit et amener la faim, un repas léger, essentiellement formé d'un liquide nourrissant, sera fort utile et permettra d'attendre l'heure du déjeuner.

Celui-ci se fait alors dans les meilleures conditions; les organes digestifs, bien reposés, sont plus aptes à assimiler nos aliments; l'estomac, excité par l'exercice, digère très facilement. Cinq ou six heures après le déjeuner, aura lieu le dîner, qui ne doit pas être aussi abondant.

Quand un temps trop prolongé doit s'écouler entre le déjeuner et le dîner, une petite collation légère sera utile. Le souper est un repas qui se fait le plus souvent trop près du moment du coucher, et dont il faut s'abstenir, surtout si la digestion est difficile.

La variété exagérée des mets, par l'excitatio[n] qu'elle entraîne, pousse aux écarts de régime e[t] par suite sera évitée avec profit pour la santé.

La nécessité de mettre en contact avec la salive les aliments féculents, de réduire en bouillie, facilement attaquable par les sucs gastriques, toutes les autres espèces de substances, rendent indispensable une mastication très complète et très lente. Il est donc important de ne négliger aucun des soins nécessaires à la conservation des dents.

Après le repas, il est utile de se reposer un instant, disaient les anciens physiologistes : cette manière d'envisager la question n'est pas parfaitement exacte, mais il est bon de ne pas se livrer à un travail musculaire violent, au contraire un exercice modéré facilitera la digestion et mettra l'organisme dans des conditions d'autant plus favorables qu'il aura été précédé d'un court repos.

Le soir, il faut, autant que possible, ne pas se coucher immédiatement après le dîner, si l'on ne veut pas que la digestion soit pénible et le sommeil agité. L'habitude de la sieste, après le déjeuner, est nuisible ; on doit éviter, surtout, de s'endormir le soir, au coin du feu ; un grand nombre de vieillards ont succombé ainsi par apoplexie.

En étudiant, au début du chapitre précédent, les pertes de l'organisme, nous avons vu qu'elles étaient surtout considérables au point de vue de l'eau. Mais rendre à l'organisme l'eau qu'il a perdue n'est pas le seul rôle des boissons ; pour bien digérer les substances solides qui entrent dans notre alimentation, il faut les mélanger avec certaine quantité de liquide.

De même que la faim nous avertit de la nécessité d'introduire dans notre organisme des matériaux solides, la soif est la sensation qui nous oblige à réparer les pertes liquides faites par notre sang.

Plus impérieuse encore que le besoin d'aliments, elle détermine des douleurs très vives quand elle n'est pas satisfaite. Son siège est indéterminé; mais ce qui tend à démontrer que c'est bien la nécessité d'introduire des liquides dans l'organisme qui la provoque, c'est qu'il suffit de faire absorber à la peau une certaine quantité d'eau, pour la faire disparaître complètement. On connaît l'histoire de ces naufragés qui sont parvenus à ne pas souffrir de la soif, en se plongeant chaque jour dans la mer.

Peu de sensations sont soumises à autant de variations que celles dont nous nous occupons.

Les enfants boivent plus que les adolescents, bien que chez ces derniers la dépense étant excessive, le besoin de réparer les pertes liquides soit très fréquent. Il en est de mêmes des adultes, qui absorbent d'autant plus d'aliments de cette nature que leur profession les oblige à plus d'efforts. Seul le vieillard souffre beaucoup moins de la soif.

L'habitude a, sur ce besoin, une impérieuse influence, et l'on peut dire qu'elle est, le plus souvent, fâcheuse, car elle entraîne à l'excès.

Le climat est, à cet égard, très utile à étudier ;

plus la peau sécrète abondamment, plus la per par la sueur est considérable, plus il faut ingér de liquide.

Dans certaines affections, les malades souffre beaucoup de la soif; ainsi, dans le diabète, l hydropisies, etc.

Il est utile de donner à l'organisme tous l liquides dont il a besoin, mais il ne faut, à aucu prix, même pendant les repas, en exagérer quantité, car non seulement c'est un travail c plus ajouté à celui que l'estomac est obligé c faire, mais encore le liquide introduit dans ce vi cère vient étendre et délayer le suc gastrique le rend moins apte à remplir ses fonctions.

Il semble, au premier abord, que les alimen qui contiennent jusqu'à 90 0/0 d'eau, soient c nature à fournir le liquide qui nous est néces saire; mais si on se souvient que l'homme adul élimine environ 2 kilogrammes et demi d'eau e 24 heures, on voit qu'il est de toute nécessité c lui en fournir une quantité plus grande que cell qui est contenue dans les aliments solides.

Nous avons étudié, dans un des chapitres pré cédents, l'eau et les boissons aqueuses. Il ne nou paraît pas utile d'y revenir ici.

Les boissons fermentées, sont le vin, le cidre, l bière, etc.

Le *vin* s'obtient par la fermentation du jus d raisin. Il se compose de 80 à 90 parties d'eau, d 2 à 5 parties de résidus solides, de 5 à 17 partie d'alcool et des sels en proportions variables. Le résidus solides sont surtout composés de sucre, d matières colorantes et de substances albuminoïdes, provenant plus spécialement de l'enveloppe du raisin. Les vins se distinguent entre eux surtout par le bouquet, arôme dû à des éthers particuliers.

Les différentes sortes de vin ont sur l'économie une action très dissemblable, suivant les principes qui y dominent. Les vins rouges contiennent, en général, une assez grande quantité de principes toniques (tannin), et s'ils sont excitants, ils sont aussi très propres à la réparation plastique. Les vins blancs ont en général une action spéciale sur la sécrétion urinaire qu'ils activent notablement. Ceux qui sont doux se digèrent difficilement à cause de la quantité de sucre qu'ils contiennent. Les vins mousseux produisent par la grande quantité d'acide carbonique qui les caractérise une excitation cérébrale très vive, mais très passagère. Alcooliques et secs, ils agissent surtout par la quantité d'alcool qu'ils renferment, et amènent l'ivresse, quelquefois avec beaucoup de facilité. Leurs propriétés excitantes ont été utilisées, en thérapeutique, pour produire une stimulation qui peut avoir de bons effets chez les convalescents, et rendre à l'estomac une activité depuis longtemps disparue.

Pour fabriquer le vin, on écrase le raisin, qu'on laisse ensuite fermenter. Pendant ce temps, le sucre contenu dans le raisin se transforme par la fermentation en acide carbonique et en alcool. Le résidu solide est porté sur un pressoir, où on exprime encore le jus qu'il contient. Le liquide obtenu par la première opération et celui qu résulte de l'action de la pression, sont placés dans des récipients où ils continuent à fermenter. Pour faire usage du vin, il faut le coller, c'est-à-dire faire tomber au fond du tonneau les particules solides qu'il tient en suspension, et qui, réunies à la partie inférieure, constituent la lie.

Royer-Collard prétendait que le vin n'était jamais absolument nécessaire, et qu'il fallait considérer ce liquide plutôt comme un agent thérapeutique que comme une substance alimentaire.

Les hygiénistes modernes ne partagent pas, avec raison, cette manière de voir; ils considèrent, au contraire, que pris à dose convenable, le vin a une action stimulante qui est utile au plus grand nombre. C'est un véritable aliment respiratoire, et quelquefois même les substances azotées qu'il contient peuvent être utiles au point de vue plastique. Dans tous les cas, il agit aussi comme réparateur par les sels qui entrent dans sa composition, et par son arôme en facilitant la digestion.

Gallien et Platon ne voulaient pas qu'on en fît usage avant l'âge de vingt ans : nous ne partageons pas cette manière de voir, et tout en conseillant pour les enfants la plus grande réserve, nous pensons qu'on peut, sans inconvénient, leur donner des vins toniques en quantité raisonnable.

Il faut se souvenir, néanmoins, que c'est là un excitant énergique et un aliment relativement faible, facile à remplacer : que pris en trop grande quantité, il agit sur le système nerveux, et qu'il peut produire l'ivresse.

On a classé les vins en quatre classes : 1° spiritueux ; 2° astringents ; 3° acides ; 4° mousseux.

Les vins spiritueux ont été eux-mêmes divisés en deux catégories : les uns sucrés, les autres secs. Parmi les premiers, citons le Frontignan, le Lunel et les vins cuits de Grenache et d'Alicante ; parmi les seconds, le Madère et le Xérès, ce dernier est plus spécialement le vin des convalescents, à cause de la facilité avec laquelle il se digère.

Les vins âpres ou légèrement astringents comprennent les productions du Languedoc, de la Bourgogne, du Bordelais. Ils agissent principalement par le tannin qu'ils renferment, et sont surtout toniques et excitants. De tous, c'est le bordeaux qui convient le mieux aux organismes faibles et débilités.

Les vins acides, fort peu nombreux du reste, en France, ont en général un très mauvais goût, fatiguent rapidement l'estomac, déterminent des diarrhées, et leur usage prolongé peut produire des dyspepsies rebelles. Les vins mousseux, dont le champagne est le type, présentent des différences considérables ; ils sont avant tout excitants.

Au point de vue de la quantité d'alcool qu'ils contiennent, les vins sont très différents entre eux. On trouve pour le Marsala, le plus chargé de tous, 23°, 83, et pour le Chablis, le moins alcoolisé, seulement 7°, 88.

Les vins sont soumis à des altérations, dont les unes tiennent surtout aux conditions de fabrication et de conservation, les autres, au contrair aux sophistications qu'on leur fait subir. Enfin dans quelques pays on fabrique de toutes pièce des vins dans lesquels il n'entre aucun jus de raisin Dans ce nombre, sont ceux que l'on fait ave quelques fruits sucrés (groseilles, framboises cassis, oranges, etc.), et qui étaient autrefois trè employés en Angleterre.

Pour conserver le vin il faut, avant tout, l placer à l'abri des variations de température et l soustraire aussi bien à l'excès de sécheresse, qu' l'excès d'humidité. Le contact de l'air détermin des moisissures, connues sous le nom de fleurs qui se développent toujours quand le vin est e vidange, et qui peuvent modifier son goût et l rendre malsain. La chaleur active la fermenta tion et détermine la fermentation acétique (vi naigre). Pour le rendre neutre et lui enlever tout saveur acide, on y ajoute, généralement, un se de potasse; mais quelques industriels peu scru puleux, corrigent cette altération au moyen de l litharge (sel de plomb), qui, mélangée au vin, pu produire des accidents assez graves, pour qu les hygiénistes aient été jusqu'à proscrire le comptoirs en plomb des marchands de vins, e l'emploi des grains de ce métal pour nettoyer le bouteilles.

Les vins mousseux subissent une altératio connue sous le nom de pousse, et déterminée pa une production trop active d'acide carbonique elle suffit quelquefois pour faire éclater les vase qui les contiennent. Dans quelques cas, la matière grasse des vins blancs vient former, à la surface de ces liquides, une couche qui les altère rapidement. Il faut, dans ce cas, les traiter par le tannin.

Les vases dans lesquels le vin est renfermé, les bouchons qui servent à clore ces vases, peuvent aussi lui communiquer un goût désagréable, et le rendre impropre à l'alimentation.

Dans quelques cas, le transport est utile pour augmenter le bouquet particulier à chaque vin; mais dans d'autres circonstances, il faut, au contraire, que la consommation ait lieu sur place, à moins qu'on ait recours à l'opération du vinage. Celle-ci consiste à additionner le vin d'une certaine quantité d'alcool, utile à sa conservation, et dont la présence rend possible le transport.

Les fraudes dont les vins sont l'objet peuvent, dans certains cas, les rendre malsains; ces sophistications tombent sous le coup de la loi, et il est à désirer qu'elles soient sévèrement recherchées et punies.

Le cidre est la boisson nationale de l'ouest de la France; il est fabriqué avec des pommes d'une espèce spéciale. On peut comparer le cidre, pour l'action, aux vins acides; comme eux, il produit des diarrhées, des dyspepsies, etc. Nous ne nous appesantirons pas davantage sur son histoire, nous dirons seulement qu'il peut contenir des quantités très différentes d'alcool.

Ce que nous venons de dire du cidre peut aussi bien s'appliquer au poiré, boisson fabriquée avec certaines espèces de poires.

La bière joint aux qualités apéritives qu'ell doit au houblon, une vertu nutritive qu'elle tir du sucre, des matières azotées et des sels miné raux qu'elle contient. Les quantités d'alcool qu renferme ce liquide sont essentiellement variable et forment la base des différentes bières employée dans le commerce. On fabrique la bière en torré fiant légèrement l'orge germée, que l'on mélang ensuite avec une infusion de houblon. La fer- mentation alcoolique ne tarde pas à se produire et on a ainsi un liquide d'une saveur agréable très rafraîchissant, qui apaise la soif, stimule lé gèrement l'estomac, et est suffisamment alimen- taire.

La bière agit, en général, très vigoureusemen sur les urines, mais quelques estomacs ne peuvent pas la supporter. Elle a de plus l'inconvénient de produire l'embonpoint. Elle devient facilement acide, et, dans cet état, attaque les métaux, i faut donc ne jamais faire entrer dans la composi- tion des récipients dans lesquels on doit la con- server, pas plus que dans les tuyaux où elle doit passer, ni plomb, ni cuivre, ni zinc.

Si la bière, consommée aux repas, peut être utile et remplacer le vin, il faut de toute néces- sité, s'abstenir d'en boire à jeun, elle ne tarde pas alors à produire des accidents.

L'alcool est la base des boissons fermentées spiritueuses ; il est fourni par la transformation de toutes les substances sucrées, qui, nous l'a- vons vu, sous l'influence d'un ferment, se décom- posent en acide carbonique et en alcool.

L'eau-de-vie n'est que l'alcool étendu d'eau; elle s'obtient par la distillation du vin, du cidre et de quelques autres substances fermentescibles. A dose très modérée et à intervalles assez éloignés, l'eau-de-vie stimule doucement la digestion et peut être considérée comme un aliment. Il est probable que les éléments essentiellement hydrocarburés ou respiratoires qu'elle contient sont utiles pour entretenir en nous la chaleur animale. Dans tous les cas, c'est un excitant puissant qui détermine l'ivresse avec une grande facilité.

On fabrique quelquefois des alcools en faisant fermenter des graines de céréales ou des substances féculentes d'origines très diverses. Les alcools ainsi obtenus ne présentent pas la même activité. Le moins redoutable est celui qui provient du raisin, mais son action n'en est pas moins très manifeste; ce qui le démontre bien, c'est la quantité relativement faible qui suffit pour amener l'ivresse.

A cette substance, dont il faut user avec ménagements, sont quelquefois ajoutées des huiles essentielles qui augmentent encore son action sur l'organisme, comme dans le rhum, le kirsch, le gin, le wisky, le bitter, le vermouth, l'absinthe, etc. Ces liqueurs, dont l'abus a, de tout temps, été déconseillé par les hygiénistes, exigent d'autant plus de précautions qu'elles sont le plus souvent consommées pendant la vacuité de l'estomac.

Tout le monde sait que quelques gouttes d'ammoniaque, administrées dans un peu d'eau sucrée, sont utiles pour dissiper l'ivresse.

Il nous paraît inutile d'insister dans un livre

comme celui-ci sur l'ivresse, accident aigu et pro-duit par l'alcool, et sur l'alcoolisme, acciden grave résultant des excès. Il nous suffira de con seiller la plus grande réserve dans l'usage de boissons fermentées, surtout en dehors des repas

La quantité moyenne de vin qu'il est utile d prendre aux repas, peut être évaluée de 150 200 grammes ; il faut le mélanger d'eau, dans l proportion d'un tiers de vin pour deux tiers d'eau Néanmoins les vieillards pourront en prendre un quantité un peu plus considérable ; les femme et les enfants ont de beaucoup moins besoin d liquides excitants. Chez les sujets à constitutio faible, et en particulier chez ceux qui ont un tem-pérament lymphatique, on se trouvera bien d'admi-nistrer de temps à autre, une petite quantité d vin tonique.

Dans les convalescences de certaines affections et, en particulier, des maladies débilitantes, l bordeaux ou le xérès rendront de grands services Il faut se souvenir, cependant, que ces boissons doivent être données coupées d'eau, afin de ne pas agir trop énergiquement sur un organisme débilité.

Dans les pays froids et pendant la saison rigou-reuse, le vin sera utile pour entretenir la chaleur animale ; dans les climats chauds, au contraire, il faut de toute nécessité être d'une sobriété exces-sive ; l'ivresse et l'alcoolisme sont, dans ces con-trées, beaucoup plus redoutables que dans le nord.

Boissons aromatiques, Café, Thé, Chocolat. — Il nous reste à décrire, pour en avoir fini avec les boissons, trois aliments dont la valeur a été très discutée et qui sont ordinairement connus sous le nom de boissons aromatiques ; nous voulons parler du café, du chocolat et du thé. Ces trois infusions contiennent chacune un principe azoté : la caféïne, la théïne et la théobromine.

Le café est la graine d'une plante originaire de l'Arabie. C'est l'infusion de ces semences mondées, torréfiées et pulvérisées qui constitue la liqueur agréable et tonique connue sous le nom de café. La substance azotée jouissant des propriétés nutritives énergiques, qui est le principe actif du café, se nomme la caféïne.

Dans l'action que cette infusion exerce sur l'économie, il faut tenir compte de la présence de l'eau, de la température du liquide, qui stimule l'estomac, du sucre qui vient faciliter la digestion et servir d'aliment respiratoire.

Le café excite l'estomac, aussi est-ce pour cette raison qu'on le prend après le repas. Il favorise les travaux intellectuels, par la surexcitation légère qu'il produit sur le cerveau, stimulation qui peut parfois amener l'insomnie. Les dangers de l'abus du café ont été signalés récemment ; on a vu, par exemple, qu'il entraîne des troubles du côté de la circulation et une sensation spéciale de vertige.

Mélangé au lait, il constitue un aliment dont on s'est beaucoup occupé il y a quelques années et qui sert de repas du matin à une grande partie de la population de nos villes. C'est en effet un aliment précieux, qui se digère lentement, et qui, par suite, retarde la sensation de la faim ; mai quelques estomacs ne peuvent pas le supporter il est d'autres organismes chez lesquels il produi une action légèrement laxative. Malheureuse ment, il est surtout très mauvais pour les femme chez lesquelles il cause généralement des acc dents spéciaux qui doivent en faire rejeter l'emplo

Le prix élevé du café et son usage général, o poussé à essayer de le remplacer par d'autre substances végétales également torréfiées. Au cune d'elles n'a une action aussi stimulante et n contient autant de principes réparateurs. La chi corée qui paraît, à la fois, la plus inoffensive et l plus utile, agit cependant sur l'estomac, quan elle est mélangée au café en trop grande quantité

Le thé, produit de l'infusion de feuilles d'un plante qui se cultive surtout en Chine, contient lui aussi, une substance azotée, la théïne, com plètement analogue à la caféïne, principe qui e fait un aliment très réparateur ; l'infusion de th agit par l'eau, dont la température est élevée, pa les principes azotés qu'elle contient et par l sucre qu'on y ajoute. Elle est moins nourrissant que le café, mais elle digère plus facilement. A dose modérée, le thé active la circulation, accé lère le pouls, facilite la digestion, stimule le ce veau et lui donne une activité qui aide aux tra vaux intellectuels. A dose plus élevée, il agi comme astringent léger et comme faible narco tique. Autant les estomacs délicats se trouven bien de son usage, autant les estomacs qui com mencent à souffrir doivent s'en abstenir. A haut dose, il peut devenir le point de départ de gastralgies rebelles.

A côté de ces deux substances, il faut citer encore le chocolat, pâte alimentaire préparée avec les amandes de cacao et avec un grand nombre d'aromates. Le chocolat contient un principe azoté appelé la théobromine (le nom primitif de chocolat était théobrome, mot qui veut dire nourriture des dieux) et surtout des matières grasses, provenant d'un principe analogue au beurre, contenues dans le cacao. On prépare le chocolat à l'eau et plus généralement au lait. La digestion du chocolat est facile, bien que moins rapide que celle du café et du thé, cependant certains estomacs ne peuvent le supporter. La décoction du chocolat doit toujours être légère; dans ces conditions, il est très utile pour relever les forces et c'est un des meilleurs aliments qu'on puisse donner aux convalescents et aux vieillards.

Depuis quelques années la consommation des boissons aromatiques s'est notablement accrue, et il y a tout lieu de penser qu'elle s'accroîtra encore davantage; un certain nombre de substances semblent devoir être ajoutées à celles dont nous venons de parler, mais leur histoire n'est pas encore faite et leur usage est excessivement restreint.

Tels sont les moyens, aliments et boissons, que l'organisme emploie pour réparer les pertes qu'il subit incessamment. Nous verrons bientôt quelles sont les circonstances qui peuvent rendre ces déperditions plus considérables et nous jugerons alors de leur importance.

CHAPITRE XII

DES VÊTEMENTS. — ADAPTATION. — LE VÊTEMENT VÉHICULE DES GERMES MORBIDES

Peau. — Rôle. — Fonctions. — Définition du vêtement. — Corps qui servent à confectionner les vêtements. — Leurs propriétés physiques et propriétés hygrométriques. — Formes des vêtements. — Coiffure. — Moyens de protection du cou. — Cravates. — Linge du corps. — Flanelle. — Vêtements divers. — Corsets. — Chaussures. — Vêtements imperméables.

Notre organisme tout entier est recouvert par un tégument extérieur qui porte le nom de *peau* et dont le rôle est multiple. Cette enveloppe elle-même, se divise en deux couches distinctes l'épiderme à l'extérieur et le derme plus profondément. La première de ces deux couches est constituée par de petites cellules qui se renouvellent incessamment et s'exfolient très vite, sous forme de petites écailles et de pellicules, qui ne sont autre chose que les débris des cellules desséchées.

Quant au derme, il est le siège de tous les échanges quise font à la surface de la peau. Dans son épaisseurse trouvent deux espèces deglandes, les premières en nombre considérable, sécrètent un liquide légèrement salé, essentiellement formé d'eau, d'une petite quantité de sel et de quelques principes gras; les autres qui produisent une matière grasse chargée de lubréfier l'épiderme, de lui donner un aspect brillant et de l'empêcher de s'exfolier trop vite, portent le nom de glandes sébacées. Dans l'épaisseur du derme se trouvent d'autres organes qui présentent une réelle importance, nous voulons parler de ceux qui forment les poils, les cheveux et les productions cornées, les ongles par exemple.

De plus la peau est douée de fonctions de sensibilité, dans certains points exquise. C'est avec une délicatesse infinie qu'elle perçoit les impressions du tact, du toucher (l'un des sens que nous étudierons plus tard), les variations de la température générale ou locale, et enfin, les sensations de la sensibilité nerveuse.

Mais ce qu'il y a de plus curieux, c'est l'échange respiratoire qui se fait à la surface du tégument externe. La peau est l'organe supplémentaire du poumon; de même que celui-ci, elle absorbe l'oxygène de l'air et rend de l'acide carbonique. Si on enduit le corps d'un animal d'une substance imperméable, la peau, dans ce cas-là, ne pouvant plus être le siège des échanges, si importants, qui s'opèrent à sa surface, et l'acide carbonique ne pouvant plus s'exhaler, l'animal ne tarde pas à succomber asphyxié. Il est donc très important pour l'hygiéniste de maintenir, dans leur intégrité, les fonctions de la peau, de les protéger de toute manière, contre les influences nocives qui peuvent les suspendre, les diminuer ou les annihiler complètement.

Pour arriver à un pareil résultat, on cherchera, d'une part, à entretenir à sa surface la propreté la plus scrupuleuse, et d'autre part on s'efforcera de la défendre contre toute variation de température, au moyen des vêtements.

On a défini le vêtement, toute substance appliquée sur le corps, dans le but de le garantir des impressions extérieures et de modifier l'influence de ces agents.

Les matières choisies par l'homme pour les vêtir nous viennent surtout du règne animal et du règne végétal : le premier nous fournit la laine, les crins, les poils (fourrures), la plume, la soie, etc., le second nous donne le coton, le lin, etc.

Pour bien comprendre le mode d'action de ces substances, il faut savoir qu'on distingue en physique deux genres de corps ; les uns, quand on les touche, font toujours éprouver une sensation de froid, parce qu'ils enlèvent à la main une grande quantité de calorique qui se répand dans la masse du corps entier, les autres au contraire donnent dans les mêmes circonstances une sensation différente et semblent toujours à une température plus ou moins élevée parce que le point en contact avec la main s'échauffe seul.

Parmi les premiers sont, par exemple, les métaux : parmi les seconds, le bois, le verre, etc. Si nous approchons un corps métallique d'un foyer incandescent, nous ne tarderons pas à percevoir une sensation insupportable de chaleur, car le métal est dit, en physique, bon conducteur; il nous transmet, par conséquent, la chaleur du foyer; au contraire, nous pouvons tenir fort longtemps, sans être incommodés, un morceau de bois, parce que cette seconde substance est mauvaise conductrice de la chaleur.

C'est avec du bois que sont faits les manches de tous les appareils métalliques employés dans les usages domestiques.

La valeur, comme vêtements, de toutes les étoffes dépend essentiellement du pouvoir conducteur des substances qui les forment. Voici dans quel ordre ces dernières méritent d'être classées sous ce rapport.

La laine est la moins conductrice de toutes, c'est celle qui nous enlève le moins de chaleur, quand nous avons besoin de la conserver et celle qui nous permet d'en recevoir la moins grande quantité, quand il est utile que nous n'en prenions pas de l'extérieur; après elle viennent la soie, le coton, le lin.

Ainsi le drap et le mérinos, essentiellement constitués par de la laine, seront donc moins bons conducteurs que les étoffes de soie celles-ci à leur tour le seront moins que le calicot et l'indienne qui sont fabriqués avec du coton, et ces dernières moins encore que les batistes et les toiles, qui ont pour base le lin.

Mais le corps qui est de tous le plus mauvais conducteur, c'est à coup sûr l'air atmosphérique, aussi suffit-il d'emprisonner dans un vêtement une certaine quantité d'air pour que ce vêtement devienne très chaud.

C'est pour cette raison que des tissus légers à mailles larges nous protègent très efficacement, car ils conservent bien la chaleur fournie par le corps, tandis qu'à épaisseur égale les tissus à mailles serrées empêchent moins la déperdition du calorique. Les tissus de lin facilitent au contraire, au plus haut degré, le refroidissement, surtout si leurs mailles sont très serrées.

Les édredons et les fourrures ne conservent si bien en nous la chaleur animale, que parce qu'ils emprisonnent une grande quantité d'air, corps mauvais conducteur, et qu'ils s'opposent par conséquent à la déperdition du calorique.

Les couleurs ont aussi une grande importance au point de vue de la conservation de la chaleur. Supposons, pour un instant, que l'on place successivement sur la neige des morceaux d'étoffe diversement colorés, en noir, en vert, en rouge et en blanc, au bout d'un certain temps, on verra que la substance noire fera fondre autour d'elle la plus grande quantité de neige; viendront ensuite la verte, l'écarlate, et la blanche. C'est que l'étoffe noire absorbe plus vite les rayons de chaleur, et les conserve plus longtemps, tandis que l'étoffe blanche absorbe beaucoup moins de calorique.

Faisons la même expérience d'une autre manière; supposons que nous entourions d'étoffes diversement colorées la boule d'un thermomètre placé au foyer d'une même source de chaleur, nous observerons alors que l'instrument montera très rapidement sous l'influence de la couleur noire, moins vite si l'étoffe est de couleur verte, moins vite encore si l'étoffe est rouge, lentement enfin si l'étoffe est blanche.

On a cherché si ce qui était vrai pour la chaleur était également exact pour le froid, et on est arrivé à des résultats identiques ; un même thermomètre entouré successivement d'étoffes de coloration différente et exposé à une température très basse est descendu très rapidement quand la boule était noire, moins vite avec une étoffe de couleur claire et enfin très lentement avec une enveloppe blanche. Quelle est la conclusion à tirer de tout ceci, c'est que les vêtements de laine blanche faits avec une étoffe souple, moëlleuse, légère, mais en même temps épaisse, à mailles lâches, qui emprisonneront beaucoup d'air, sont très mauvais conducteurs du calorique : ils isoleront très bien le corps humain et constitueront pour lui une protection très efficace qui le défendra bien de l'influence des agents extérieurs et lui conservera mieux son calorique : si la couleur blanche n'est pas toujours d'un emploi possible, cela tient surtout à des considérations d'économie et de propreté qui n'infirment en rien le principe physique que nous venons d'énoncer.

Le vêtement d'hiver sera en laine, en drap fort, assez ample pour emmagasiner une certaine quantité d'air atmosphérique, pas trop large cependant, car si le gaz n'était pas retenu à la surface de notre individu et pouvait se renouveler très facilement il se produirait un courant d'air qui finirait par amener un refroidissement par évaporation.

Pendant les fortes chaleurs on préférera les étoffes formées de coton (calicot et indienne), et même celles qui sont essentiellement constituées par du lin comme la toile et la batiste; mais dès qu'on aura à redouter les changements de température, on devra revenir aux vêtements de laine qu'on peut du reste rendre facilement légers, mais qui préviennent la disparition brusque d'une partie du calorique de l'individu et l'exposent moins, par suite, aux phlegmasies qui en résultent.

Plus un tissu est apte à absorber de l'humidité, moins il est chaud à cause de l'évaporation dont il est le siège, et qui amène, toujours, un certain degré de refroidissement.

La laine a pour propriété spéciale d'absorber une certaine quantité de liquide, sans perdre sa souplesse, sa conductibilité, et sans qu'on ait à redouter d'évaporation, c'est donc une excellente substance vestimentaire : après elle, à ce point de vue, vient la toile de chanvre, puis le coton, et en dernier lieu le lin.

Telles sont les questions qu'il est utile de connaître avant d'entrer dans l'étude particulière de chaque vêtement, il nous suffira maintenant d'ajouter quelques considérations ayant trait à l'âge et au sexe.

L'homme produit d'autant moins de calorique

qu'il s'éloigne davantage de l'époque moyenne de son existence, c'est-à-dire que l'enfant et le vieillard en fournissent moins que l'adulte. Chez les premiers la calorificité est moindre faible, car les matériaux nécessaires servent surtout à l'accroissement de l'individu : chez les autres, au contraire, l'organisme ne fonctionnant que très mal, ne produit plus assez de chaleur. De là l'indication d'employer à ces deux périodes de l'existence des vêtements souples, moëlleux et mauvais conducteurs de la chaleur.

Pendant l'adolescence et l'âge mûr, les vêtements seront surbordonnés à l'exercice fait par l'individu; plus un adulte exécutera de mouvements, plus il produira de chaleur, moins il aura besoin de se vêtir chaudement. Néanmoins l'homme, à cette période de l'existence, est souvent forcé de modifier son vêtement, à cause de la profession qu'il exerce, et il faut surtout l'engager à se garantir, par les étoffes dont il se couvre, contre l'humidité et contre les variations brusques de la température.

Le sexe a une influence considérable dans la question qui nous occupe ; les femmes ont besoin de se protéger davantage que les hommes : mais ce dont il faut surtout qu'elles soient averties, c'est de la difficulté qu'il y a pour elles à produire la chaleur nécessaire à leur organisme lorsqu'elles sont serrées dans leurs vêtements, et que les mouvements musculaires et respiratoires sont gênés par les exigences de la mode.

Ce fait a une importance capitale et si, jusqu'à

un certain point, les femmes arrivées à leur entier développement peuvent négliger un peu de se conformer à cette indication, il faut se souvenir que les jeunes filles ont besoin, pour grandir et pour arriver à une bonne conformation, d'une calorification active et partant d'une grande liberté de mouvements.

Passons maintenant aux diverses pièces du vêtement; chacune d'elles a une destination spéciale; les unes servent à protéger la tête, d'autres le cou, d'autres le tronc, etc.; nous allons les étudier successivement.

Forme des vêtements Coiffure. — Quelles sont les qualités que doit réunir une bonne coiffure? Elle doit être légère et faite de manière à ce que l'air puisse circuler dessous, aussi librement que possible; il faut qu'elle soit une protection efficace pour la tête, sans comprimer le front, qu'elle mette les yeux et les oreilles à l'abri des influences extérieures, courants d'air, soleil, etc.

Le chapeau actuellement en usage chez les hommes ne remplit aucune de ces conditions, c'est la plus mauvaise coiffure possible, et cependant on la conserve.

Quant aux femmes, si les chapeaux dont elles font usage sont de tous points défectueux, s'ils ne protègent rien, ils n'ont du moins aucun des inconvénients de compression qu'on peut reprocher à la coiffure des hommes.

L'enfant a besoin, lui aussi, d'avoir la tête couverte, à cause des impressions climatériques auxquelles il est très sensible ; l'absence de dureté que présentent, dans les premiers temps de la vie, les os du crâne, l'incertitude de la marche de l'enfant, la facilité avec laquelle il se laisse choir, nécessitent l'emploi des bourrelets qui sont utiles, mais à condition qu'ils ne compriment pas la tête.

A mesure que l'enfant avance en âge, la coiffure doit être plus légère, à cause de la facilité avec laquelle le cerveau se congestionne chez les enfants et les adolescents ; mais, pas plus pour eux que pour l'adulte, il ne faut, en général, de coiffure la nuit ni dans l'intérieur des habitations ; une calvitie précoce ou une trop grande irritabilité du cuir chevelu peuvent, seules, autoriser l'usage d'une calotte ou d'un bonnet de nuit. Si cependant c'était chose indispensable, un madras, un serre-tête léger, seraient préférables pour l'adolescent et pour l'adulte : pour le vieillard, au contraire, il y a lieu de conseiller le bonnet de coton.

C'est pour un âge avancé qu'ont été inventées les perruques qui remplacent les cheveux absents ; ces moyens de protection ne sauraient trop être recommandés en cas de calvitie ; ils empêchent les coryzas, les névralgies, etc. La femme a moins besoin de protéger sa tête que l'homme, à cause de l'abondante chevelure qu'elle porte ordinairement.

La face n'est pas couverte dans nos climats. Dans d'autres pays très chauds ou très froids on a coutume de la garantir ; mais le meilleur moyen de protection, celui qui lui permet de résister des températures excessivement froides, c'est l quantité des vaisseaux qui rampent à la surfac de la peau dans cette région, et y amènent un san vivifié et à une température constante

Le cou a été, jusqu'au commencement dı siècle dernier, laissé complètement à nu, et i semble que les angines étaient, à cette époque infiniment plus rares que de notre temps. Quelque hygiénistes expliquent ce fait, en disant que l cou, devenu très impressionnable par la chaleu dans laquelle on le maintient, se congestionn avec la plus grande facilité, si on oublie de le cou vrir. On en a dit autant pour les cache-nez et fou· lards, très utiles dans quelques cas, mais qu'i ne faut pas porter trop épais, et dont il faut s déshabituer le plus rapidement possible.

Ce qu'il est bon de retenir, c'est que si on fai usage de cravates, il faut qu'elles soient souples et fines. Les cravates rigides, appelées plus spécialement cols-cravates, ont produit des accidents, et le Dr Larrey a démontré que c'est à l'ancien col militaire qu'étaient dus les gonflements des glanglions du cou, appelés adénites cervicales, affections qui ont disparu presque complètement, aussitôt que le col a été supprimé dans l'armée.

Le tronc est recouvert par le linge de corps et en particulier par la chemise ; ce vêtement est fait en toile de lin, de chanvre ou de coton ; il ne le faut ni trop léger, ni trop rude, et il doit couvrir le corps, depuis le cou jusqu'aux genoux. En général, à cause des tissus dont elle est formée, la chemise est meilleure conductrice de la chaleur que les vêtements qui la recouvrent, mais elle a sur eux l'avantage de l'excessive souplesse; son utilité principale est l'absorption des produits de sécrétion de la peau, à mesure qu'ils se forment à la surface du corps.

Ce rôle est si important que, depuis l'usage de ce vêtement, on a vu disparaître complètement une affection cutanée, réputée autrefois incurable, et qui était surtout très répugnante, *la lèpre*, maladie qui régnait principalement en Asie Mineure, en Egypte et en Syrie et que les Romains connaissaient à peine, à cause de l'usage très fréquent qu'ils faisaient des bains et des ablutions.

Les indications hygiéniques auxquelles le linge de corps donne lieu sont les suivantes : il doit être souple et léger, afin de bien absorber les produits cutanés ; trop épais, il irriterait vivement la peau ; il devra être blanchi de manière à ne pas emmagasiner des produits irritants qui pourraient amener des éruptions (ainsi que cela est trop souvent arrivé), lorsque le linge, ayant subi l'action des sels de potasse et de soude, n'a pas été ensuite suffisamment passé à l'eau. Il doit être changé souvent, deux ou trois fois par semaine, car lorsque la chemise est saturée de produits cutanés, elle n'en peut plus absorber et elle devient elle-même une cause d'irritation ; enfin le linge de jour, qui pendant douze heures est resté à la surface de notre corps doit être différent de celui que nous mettons la nuit ; de là, l'usage adopté depuis de longues années d'avoir chemis de jour et chemise de nuit.

La question du lavage du linge de corps est s utile qu'elle a préoccupé les hygiénistes et le administrateurs. L'établissement de lavoirs mu nicipaux est un des grands progrès réalisés ce temps derniers et, à ce point de vue, Paris es une des villes où l'édilité est arrivée aux résultat les plus remarquables.

Le linge de corps dont nous venons de parler est celui que tout le monde emploie, mais cer taines personnes y joignent, en outre, l'usage d la flanelle, tissu qui devient quelquefois une né cessité et doit, sous bien des rapports, fixer l'at tention des hygiénistes. La flanelle n'est autr chose qu'un vêtement de laine destiné à agi directement sur la peau, à la stimuler, à l'exciter

Voyons comment cette action va se produire e de quelle utilité pourra être ce vêtement nou veau. L'excitation qu'amène à la surface de l'épi derme la flanelle est toute mécanique : c'est la ru desse du tissu qui stimule l'organe et y entre tient une congestion locale plus ou moins active mais, de plus, grâce à la propriété très connue d la laine d'absorber facilement les produits liqui des de la sueur, la flanelle empêche la surfac cutanée d'être aussi facilement influencée pa l'évaporation.

Par suite, elle prévient les refroidissements s fâcheux pour certains tempéraments ; elle es surtout utile chez les convalescents, les jeune gens débiles, les individus rhumatisants, goutteux, lymphatiques et névralgiques; elles est indispensable aux ouvriers soumis à de brusques variations de température, qui exécutent de rudes travaux, aux jeunes filles délicates, et aux personnes sujettes aux affections intestinales; mais il faut changer souvent de gilet ou de chemise de laine, à cause des produits de sécrétion cutanée dont ils s'imprégnent, et les maintenir dans le plus grand état de propreté.

On a dit que l'inconvénient de ce genre de vêtement était la nécessité où l'on se trouve, une fois l'habitude prise, de ne pouvoir plus s'en passer ; ce fait n'est pas parfaitement exact, la vérité est la suivante : il ne faut renoncer à l'usage de la flanelle qu'avec les plus grandes précautions, et il sera même prudent, en pareil cas, de demander l'avis d'un médecin, qui fera toutes les recommandations nécessaires. Néanmoins, quand on est d'une santé moyenne, on peut sans inconvénient s'abstenir de porter de la flanelle pendant l'été, quitte à en reprendre l'usage à l'entrée de l'automne.

Après l'étude du linge ou des substances appliquées directement sur le tégument externe, voyons quelle va être l'action des vêtements qui sont surajoutés à ces derniers. Ce sont pour l'homme, le gilet, les ceintures, l'habit ou redingote, servant à protéger le tronc, et dans le même ordre d'idées, pour la femme, le corset la robe, etc.

Le gilet est un vêtement qui protège bien la poitrine et le dos; il faut avoir soin seulement qu'il ne soit pas trop serré aux aisselles et à la taille, afin de ne pas gêner les mouvements des bras et de ne pas entraver la circulation abdominale.

L'habit porte des noms différents, suivant les formes que lui imposent les caprices de la mode, mais de toutes c'est la redingote qui est la plus utile et la plus commode; les vêtements qui ont des pans pouvant protéger l'abdomen, sont infiniment supérieurs à ceux qui n'en ont pas, ainsi que l'a remarqué Champouillon. La tunique a les avantages de la redingote, mais il y a lieu de craindre avec elle, une constriction qui peut gêner les mouvements respiratoires. Nous admettrons en conséquence la tunique simple, mais non la tunique dure et rembourrée. Les vestons écourtés ne sont pas des vêtements d'hiver; en été, leurs inconvénients ne sont pas très sensibles; pendant la saison froide, au contraire, ils doivent être proscrits.

Les redingotes, habits ou tuniques, doivent être confectionnées en drap épais pendant l'hiver, en drap léger pendant l'été.

Les ceintures sont surtout employées dans les pays chauds; là elles protègent très efficacement l'abdomen contre les variations brusques de température et leur usage est recommandé.

Pendant l'hiver et lorsque le froid sera rigoureux, on devra ajouter encore à ces vêtements, pour protéger le tronc, des manteaux qui portent le nom de paletots, de cabans, de pardessus, etc.; il y a lieu de s'en servir, lorsque l'on passe d'un milieu chaud dans un milieu froid. En général, ces vêtements sont faits en drap épais qui empêche le plus possible la déperdition de la chaleur, mais il faut se souvenir que l'importance de leur emploi consiste surtout dans la facilité d'être quittés rapidement lorsqu'ils deviennent inutiles, et remis ensuite, avant que l'on ait sentit l'impression du froid.

Chez la femme, ces divers vêtements sont remplacés par des corsages ou des camisoles, qui agissent comme le gilet chez l'homme et sur lesquels il n'est pas utile de s'arrêter longuement; la robe elle-même, sujette aux mille caprices de la mode, ne mérite pas de fixer longtemps notre attention. Il nous suffira de signaler que la quantité d'air emprisonnée par les jupes, pour peu qu'on s'oppose à son renouvellement complet, rend ce vêtement très chaud ; mais, il est dans la toilette de la femme un objet dont l'importance est considérable, nous voulons parler du corset. Peu de questions ont été plus diversement résolues que celles du corset et cela, faute de bien préciser. Le corset est nuisible, très nuisible, s'il est employé avant quinze ans ; plus jeune, l'enfant n'en doit pas porter : après cet âge on peut en faire usage, mais jamais il ne doit comprimer la base du thorax.

On a accusé le corset de déformer la taille et la poitrine et de produire, dans les organes internes, des lésions quelquefois très profondes ; ces accusations sont en partie fondées ; mais si, formé de pièces souples, il ne comprime aucun organe, s'il ne fait que suppléer les hanches sur lesquelles les jupons et les pièces d'habillement ne pourraient s'appuyer efficacement sans produire une constriction très vigoureuse, il ne faut pas alors rejeter son emploi.

Le médecin attentif devra s'appesantir sur ces conditions et il lui suffira, pour cela, d'observer si la femme qu'il soupçonne d'être serrée dans son corset souffre souvent de l'estomac, ne respire que difficilement, a des douleurs dans l'abdomen et ne peut marcher modérément sans être essoufflée. Dans ce cas-là, il fera bien de demander à voir le corset, d'en changer la nature s'il le trouve trop dur, ou même d'en déconseiller tout à fait l'usage.

Nous ne pouvons quitter l'étude de la toilette de la femme sans nous élever, au point de vue de l'hygiène, contre l'usage de découvrir ses épaules, de se décolleter, en un mot, pendant l'hiver. Cette fâcheuse habitude a causé un grand nombre de graves maladies et a entraîné, par suite d'affections pulmonaires, bien des jeunes femmes au tombeau.

Si, après avoir étudié les divers vêtements dont on fait usage pour protéger le tronc, nous nous occupons des membres, nous voyons que pour les bras il n'y a pas de moyens spéciaux de protection : les manches du linge de corps, des divers habits que nous avons étudiés, suffisent seules; les mains ont besoin de gants qui ménagent la souplesse de la peau et la préservent, pendant la saison froide, des engelures, des crevasses et autres accidents. Dans certaines professions, les gants ont encore une autre utilité; on n'observe avec eux, ni les durillons ni les excoriations qui se rencontrent dans tous les métiers où la main doit serrer vigoureusement un objet et produire un travail pénible.

Il n'en est pas de même des membres inférieurs qui ont besoin d'être protégés par des vêtements spéciaux; le caleçon est le linge destiné à être mis plus particulièrement en rapport avec l'abdomen, les cuisses et les jambes; il a surtout pour but d'interposer, entre ces parties de notre corps et le pantalon, un tissu dont le lavage est facile; il absorbe toutes les sécrétions qui se font à la surface de la peau et peut facilement en être débarrassé par le nettoyage.

Le pantalon est un bon moyen de protection, pourvu que ses dimensions soient en rapport avec les besoins de l'hygiène et non soumises aux caprices de la mode. Un pantalon trop large, en effet, laisse au renouvellement de l'air une trop grande liberté, la circulation qui s'y produit entraîne trop d'évaporation; il ne protège, par suite, ni du froid, ni de l'humidité. Trop étroit, il gêne les mouvements et peut occasionner des douleurs aux genoux. C'est entre ces deux extrêmes qu'il faut se tenir.

La culotte, très employée autrefois, a été proscrite avec raison, car elle comprimait l'abdomen, serrait le genou, et empêchait le sang de revenir des extrémités. C'est pour une raison analogue qu'il faut porter des bretelles; le pantalon qui tient seulement par la pression sur le ventre peut avoir des inconvénients, entraîner soit des congestions par compression des gros vaisseaux de l'abdomen, soit d'autres accidents.

Après le pantalon, occupons-nous des bas. On en fait, et avec raison, un usage général, non seulement à cause de la protection efficace qu'ils fournissent à la jambe et aux pieds, mais encore parce qu'ils jouent le même rôle que le linge de corps, c'est-à-dire qu'ils absorbent les produits cutanés, si abondants aux extrémités inférieures. Les bas sont en laine, en coton, en fil ou en soie : ils ont par conséquent les propriétés de ces diverses substances, mais il est important de les maintenir avec des jarretières mises au-dessus du genou, car à cette place aucune compression vasculaire n'est possible, tandis qu'au contraire au-dessous du genou elles compriment les gros troncs veineux, gênent la circulation, produisent des varices et entretiennent les ulcères. Les chaussettes rendent aux pieds les mêmes services, mais elles ne servent ni pour les jambes, ni pour les genoux.

Les chaussures, destinées surtout à protéger les pieds contre les violences qu'ils peuvent subir, ont besoin d'être solides, mais en même temps souples; il faut qu'elles soient de grandeur suffisante, ni trop courtes, ni trop étroites, sans cela elles ne tarderaient pas à déterminer des érosions, des écorchures de la peau, des cors et des durillons, qui entraînent parfois de vives douleurs, dont la guérison est longue et difficile et qui sont toujours le résultat d'une compression.

Il faut se souvenir que les extrémités inférieures

sont en contact, pour ainsi dire permanent, avec l'humidité et que les chaussures dont on fait usage, constituent le seul moyen de protection contre cette cause active de refroidissement. Le froid aux pieds expose aux bronchites, aux laryngites, aux angines; à ce point de vue, la chaussure trop fine des femmes a les plus graves inconvénients; nous rappellerons également que l'usage des hauts talons expose aux entorses et à d'autres affections graves étudiées avec beaucoup de soin dans ces temps derniers par Petrus Camper, Onimus, Thorens, etc., qui ont démontré qu'elles ne restent pas toujours localisées dans la jambe et peuvent gagner le genou, l'articulation de la hanche et même les organes de l'abdomen.

Depuis quelques années on fait usage de vêtements dits imperméables; ils sont dignes d'être étudiés sous bien des rapports. On peut les diviser en deux catégories : ceux qui sont complètement imperméables, c'est-à-dire qui ne laissent pas du tout passer l'eau; ceux qui, au contraire, sont semblables au waterproof des dames et ne se laissent que difficilement traverser par les liquides, mais qui ne résisteraient pas à l'action de la pluie, s'il devaient la supporter longtemps.

Les premiers, en empêchant tout échange entre l'air extérieur et les fonctions de la peau, entraînent une accumulation considérable d'acide carbonique et de vapeur d'eau autour du corps. Si, couvert d'un pareil vêtement, on se livre à un exercice trop violent, on augmente la proportion de ces deux gaz, et il peut en résulter des accidents fâcheux. C'est du moins ce que quelques auteurs ont rapporté ; M. Riant, dans son très remarquable traité d'hygiène, cite, d'après le docteur Lardmer, l'histoire de chasseurs anglais qui, vêtus de caoutchouc, périrent asphyxiés après une marche forcée. Les waterproofs ne font que diminuer les échanges entre la peau et l'air extérieur, mais ils ne les annihilent pas complètement et par suite ne présentent pas un danger sérieux.

Lit. — C'est dans notre lit que nous passons le tiers, sinon la moitié de notre existence. Le lit est le vêtement de nuit de l'homme en état de santé, le vêtement permanent de l'homme malade, et à ce titre il demande à être très sérieusement étudié.

Lorsque nous nous livrons au sommeil, les fonctions se ralentissent et nous sommes moins aptes à supporter les abaissements de température qui ont lieu pendant la nuit, surtout au moment du lever du soleil ; le lit doit donc être un appareil protecteur, mais il faut qu'il soit d'une propreté excessive afin, comme le dit M. Lacassagne, « qu'il ne se transforme pas en un milieu miasmatique et infectieux où viennent s'entasser, couver et germer tous les produits morbides qui se trouvent dans le voisinage ».

Dans le lit, le corps est en contact direct avec les draps, qui jouent le rôle de linge et absorbent les produits de la sécrétion et de l'exhalation cutanée ; ce sont eux qui se salissent le plus vite et qu'il faut changer souvent. Il est bon de les ventiler le plus possible.

Pour nous protéger contre les modifications de

la température, nous faisons usage de couvertures en laine, en coton, en laine et coton, qui sont surtout destinées à empêcher la déperdition du calorique que nous produisons, et qui doivent varier avec le climat et la saison ; mais en règle générale on s'habitue facilement à se couvrir trop, ce qui est une condition défavorable. Deux couvertures, suffisent en hiver, une seule de laine au printemps et à l'automne, une en coton pendant les chaleurs.

Les matelas sur lesquels nous reposons sont remplis de laine, de crin ou de plume, de varech, de balle d'avoine, etc. Le crin s'imprègne moins de sueur et des divers produits cutanés que les autres substances, mais il est froid et d'un contact désagréable ; les meilleurs matelas, par suite, sont ceux qu'on fait avec un mélange de laine et de crin. Dans tous les cas, il faut proscrire l'usage de ceux qui ne contiennent exclusivement que des plumes ; ils sont en général très chauds, absorbent très vigoureusement et la sueur et les sécrétions de la peau qu'ils activent. Le seul moyen de les utiliser, c'est de les mettre au-dessous d'un autre matelas, mais dans ce cas ils s'aplatissent très facilement et ne rendent pas le coucher meilleur.

Pendant la nuit notre tête repose sur un traversin ou sur des oreillers ; là encore, il ne faut pas trop de chaleur, surtout chez les enfants, pour lesquels nous choisirons les oreillers de crin afin de ne pas déterminer, vers le cerveau, des congestions, quelquefois très actives, qui se produisent souvent lorsqu'on fait usage des oreillers de plume.

Si nous en croyons M. Lacassagne, l'inobservation de cette précaution bien simple serait, plus souvent qu'on ne croit, la cause d'accès d'asthme, et d'attaques convulsives, dont le maximum de fréquence a lieu pendant la nuit.

L'édredon qu'on emploie souvent est très utile chez le vieillard; il l'est moins chez l'adulte : on doit le rejeter chez l'enfant; il faut se souvenir, en effet, que trop de chaleur pousserait à la transpiration et affaiblirait le petit être.

A quelle place mettrons-nous le lit? C'est là une question d'une grande importance et qui souvent reçoit une solution aussi mauvaise que possible. Loin de réserver pour le lit les places où ne pénètre pas la lumière et où l'air se renouvelle difficilement, il faut, au contraire, s'arranger de manière à ce que l'air et la lumière circulent bien librement et à profusion autour de lui. Aussi déconseillons-nous les alcôves.

Pour le malade, un lit étroit en fer afin de pouvoir tourner facilement autour.

Autour du lit, nous ne mettrons des rideaux que pour protéger contre l'accès du jour ou l'intensité du froid, mais en nous souvenant que les fermer hermétiquement et empêcher ainsi complètement l'arrivée de l'air, c'est s'exposer à des accidents très graves. On a vu des gens succomber par asphyxie dans l'atmosphère confinée qu'ils avaient produite ainsi.

Les rideaux placés autour du lit des malades

dans nos hôpitaux ont été vivement attaqués, au sein d'une des plus savantes sociétés médicales de Paris ; mais ici la question est complexe, et les rideaux ont dans les salles communes une utilité qu'on ne saurait méconnaître ; il y a donc lieu de les conserver, en ne les faisant pas monter trop haut ni tomber trop bas, enfin en les éloignant suffisamment du lit, pour que l'air trouve partout un passage facile et puisse largement circuler.

Avant de passer à un autre sujet, il est bon de dire encore qu'un coucher trop chaud énerve et fatigue, qu'il prolonge le sommeil, affaiblit le système musculaire, arrête la digestion, la rend languissante et pénible, amène la production dans l'estomac d'une grande quantité de gaz et par suite est cause d'un état de malaise très sensible ; seuls le vieillard et le convalescent ont besoin d'être bien couverts afin de ne pas perdre le peu de chaleur qui leur reste : mais pour l'adulte et surtout pour l'enfant, il faut éviter un coucher trop chaud. Les prescriptions, pour la femme sont toutes différentes ; son lit doit être plus moëlleux, plus chaud, et son sommeil plus prolongé.

Les peuples des contrées chaudes protègent en général leur tête avec beaucoup de soin : leurs vêtements sont larges, amples et souples, le plus souvent en laine blanche ou peu colorée.

Les indigènes des pays froids font surtout usage des fourrures, tissus qui emprisonnent une notable quantité d'air atmosphérique, mauvais conducteur de la chaleur et qui, par suite, conserve bien celle qui est produite par l'animal.

Dans nos climats, l'usage a prévalu de mettre son vêtement en harmonie avec la température du moment, de se couvrir beaucoup en hiver et de porter des vêtements légers en été. Quelques hygiénistes sont d'un avis contraire, ils veulent que le vêtement ne change jamais, quelles que soient les variations thermiques observées. Nous ne saurions partager une pareille opinion, ni trouver bonne la raison suivante sur laquelle on s'appuie. Dans l'armée, dit-on, jamais l'uniforme ne varie et cependant, depuis un certain nombre d'années qu'un pareil usage a été adopté, la mortalité n'a pas augmenté. Cet argument ne nous paraît pas d'une très grande valeur; la population militaire se compose en effet de jeunes et de vieux soldats, les jeunes supportent tout sans être influencés gravement, les autres meurent si souvent d'affections pulmonaires, qu'il faudrait d'abord savoir quelle part on doit attribuer aux conséquences de l'usage dont il s'agit. Pour nous donc, nous conseillons de changer de vêtements avec la saison.

Les professions sont utiles à étudier, au point de vue du vêtement, surtout à cause des circonstances dans lesquelles elles s'exercent. Les ouvriers exposés à une température élevée peuvent se découvrir pendant que leur corps est plongé dans un milieu très chaud, mais il faut leur recommander de se vêtir chaudement en quittant cette atmosphère, afin de ne pas être impressionnés par l'air froid du dehors. Ceux, au contraire, qui vivent exposés à une basse température doivent avoir des vêtements très chauds, absorbant peu l'humidité ; ce sont là des soins bien élémentaires, mais qui ont une immense importance. Un certain nombre de professions obligent à des vêtements particuliers, notamment les soldats, les marins, les religieux, etc.

Plusieurs prédispositions morbides sont avantageusement modifiées, par des vêtements convenables. Supposons, par exemple, que nous sachions qu'un enfant est né de parents tuberculeux ; pour peu que cet enfant présente les attributs du tempérament lymphatique, nous aurons soin de l'entourer de vêtements chauds et secs afin de bien faire fonctionner sa peau. Nous lui ferons porter, par exemple, de la flanelle et par suite de cette simple précaution, nous diminuerons l'activité pulmonaire, et nous obtiendrons quelquefois par ce moyen des résultats très heureux. De même, nous aurons soin de ne pas irriter le tégument externe d'un individu qui aura des prédispositions aux affections cutanées, que la moindre excitation pourrait augmenter.

A mesure qu'un individu vieillit, il faut lui conseiller l'usage de la laine parce que sa température propre diminue, et qu'il importe de plus en plus de le prémunir contre les variations thermiques; il en sera identiquement de même des convalescents.

CHAPITRE XIII

COSMÉTIQUES. — LEURS DANGERS

Cosmétiques. — Teintures. — Corps qui entrent dans la composition des cosmétiques. — Comment ils sont dangereux.

Des cosmétiques. — Les cosmétiques sont des substances qu'on applique généralement sur la peau pour lui conserver sa fraîcheur et dissimuler les altérations produites par l'âge.

Les personnes qui les emploient :

> Pour réparer des ans l'irréparable outrage

ignorent que le plus grand nombre des cosmétiques contiennent des poisons violents, capables de déterminer des accidents graves, et qui pourraient devenir des instruments de crime : du reste, les substances les plus inoffensives peuvent, lorsqu'elles sont mal appliquées, présenter des inconvénients pour la santé.

Le plus grand nombre des cosmétiques sont frauduleusement falsifiés.

Ainsi les savons dit de laitue, de suc de laitue, de thridace ne renferment ni laitue, ni thridace. Ils sont colorés en vert par du sesquioxyde de chrome, substance heureusement inoffensive pour la santé, mais il n'en est pas de même des savons rosés qui doivent leur coloration au vermillon (bisulfure de mercure).

Les poudres de savon pour la barbe renferment jusqu'à 20 0/0 de matières minérales étrangères (talc, plâtre, craie).

Les préparations les plus usitées pour teindre la barbe en noir sont à base de nitrate d'argent ou de plomb.

Le lait antéphélique préconisé contre les taches de rousseur renferme du sublimé corrosif, poison des plus violents.

Les fards sont blancs ou rouges.

Les blancs, moins dangereux, sont à base de zinc, ou de bismuth ; ceux à base de plomb présentent des dangers très grands.

Les fards rouges ne présentent pas de dangers sérieux, quand ils sont préparés avec des matières colorantes extraites des végétaux ou de la cochenille, souvent associées à l'alun ou au carbonate de potasse : mais il n'en est pas de même de ceux dans la composition desquels entre le cinabre ou bisulfure de mercure qui enflamme, ternit la peau, et peut donner lieu en outre à une véritable intoxication mercurielle. Enfin on ne doit jamais employer pour la bouche de poudre dentifrice *acide* qui blanchit, il est vrai, les dents, mais altère l'émail et ulcère les gencives.

CHAPITRE XIV

DES BAINS. — DE LA PROPRETÉ CORPORELLE

Soins de propreté. — Leur utilité. — Bains chauds, tièdes, froids. — Action des bains à tous les âges de la vie. — Importance du bain pour la femme, le convalescent et le vieillard. — Bains chez les anciens. — Soins de propreté pour certains organes spéciaux.

La propreté consiste à enlever de la surface du tégument externe tous les enduits qui peuvent s'y former. Ce sont surtout les produits de l'épiderme des glandes sébacées et sudoripares auxquels viendront se joindre les poussières extérieures maintenues sur la peau par la matière grasse des sécrétions. L'accumulation de ces diverses substances peut constituer, à la longue, une enveloppe identique à celle dont il a été question dans l'expérience citée plus haut, et parvenir à diminuer notablementles fonctions respiratoires de la peau. Un individu, placé dans des conditions semblables, succombera très rapidement si le poumon vient à s'enflammer, car l'organe qui aide la fonction respiratoire, la peau, ne pourra plus éliminer l'acide carbonique qui s'accumulera dans le sang.

Il y a en effet une corrélation absolue entre la

peau et le poumon ; l'exhalation cutanée est donc digne d'être très sérieusement étudiée ; elle est aussi fort importante, au point de vue de la perte qu'elle fait subir à l'économie, car, en poids, la peau élimine de l'organisme environ 1 kilog. 447 grammes de matériaux solides ou liquides en vingt-quatre heures. Pour faire bien fonctionner la peau, il suffit donc de mettre sa surface dans des conditions favorables; l'hygiéniste le peut au moyen de bains, d'ablutions, de pratiques d'hydrothérapie et de soins particuliers qui concernent surtout la chevelure, les ongles.

Quel est le moment favorable pour se livrer aux soins de propreté ? Beaucoup de personnes se lavent consciencieusement le matin et s'imaginent que cela suffit. Pour mettre la peau dans les conditions les meilleures il faut enlever souvent tout ce qui peut l'empêcher de fonctionner et se livrer au moins deux fois par jour, le matin et le soir, à toutes les pratiques de la toilette. Les soins de propreté pris le soir avant le coucher sont au moins aussi utiles que ceux du matin, ils empêchent les détritus de l'épiderme, la matière sébacée, la poussière de rester en contact avec la peau pendant toute la nuit.

Le bain est d'une utilité réelle, malheureusement il n'est pas assez fréquemment employé : nous sommes, sous ce rapport, en France, dans un état d'infériorité sensible. Les autres nations, l'Angleterre, l'Amérique, nous sont supérieures, et dans ces contrées, les bains sont d'un usage si fréquent qu'un hygiéniste anglais a pu dire que le besoin d'eau était, pour la peau, exactement semblable au besoin d'air pour les poumons.

Londe, hygiéniste français, a défini le bain, *l'immersion et le séjour plus ou moins prolongé du corps dans l'eau*, et il a tracé les règles de son emploi.

On peut diviser les bains en deux classes : les uns sont pris dans des eaux naturelles, à la température extérieure qui est toujours inférieure à celle du corps, surtout dans nos climats ; les autres dans des eaux dont le degré thermique a été artificiellement élevé, de manière à le rendre égal ou quelquefois supérieur, à notre chaleur propre ; enfin dans quelques cas, ce n'est plus l'eau à l'état liquide, mais bien la vapeur dont nous faisons usage.

Les premiers sont en général à une température de 25 à 30 degrés ; ils produisent à la surface de la peau une sensation de froid et, par suite, ils ont pour résultat d'enlever au corps de l'homme une partie de son calorique ; de là un abaissement de chaleur générale, et une diminution de la transpiration cutanée ; ils sont suivis, presque toujours, d'une réaction franche, même quand le séjour dans l'eau est un peu prolongé.

De tels bains seront surtout utiles pour abaisser la température et produire consécutivement une sédation. Mais pour peu qu'ils soient longs, la natation sera nécessaire pour réchauffer l'organisme. Pris dans ces conditions, ce genre de bain est très salutaire et on doit en conseiller l'usage, mais il faut se souvenir que sa durée ne doit pas excéder 10 à 15 minutes.

Si l'eau est à une température inférieure, la sensation du froid, brusquement produite à la surface cutanée, est, dans quelques cas, vigoureusement stimulante : mais exagérée, elle peut amener des accidents sérieux, hémorrhagies, congestions sanguines, et phlegmasies plus ou moins graves, surtout si on s'y plonge, le corps étant en sueur.

Les bains de mer rentrent dans cette catégorie ; ils agissent par leur température généralement assez basse, mais aussi et surtout par l'excitation que produisent les mouvements des vagues et la quantité de sel contenu dans l'eau.

Les bains tièdes de 30 à 35 degrés et les bains chauds de 35 à 38 degrés déterminent un afflux sanguin et une augmentation de température, à la surface de la peau ; de là, sécrétion plus abondante de toutes les glandes qu'elle contient ; l'excitation n'est pas bornée à la surface cutanée ; le poumon, lui aussi, est vigoureusement stimulé, et il exhale une grande quantité de vapeur d'eau ; mais là encore, il ne faut pas que cette action soit poussée trop loin, il pourrait en résulter des congestions cutanées et pulmonaires.

Employés avec soin, les bains tièdes sont un moyen puissant pour produire une stimulation énergique et efficace, chez les individus épuisés ou débilités ; mais s'ils sont trop prolongés; s'ils durent plus d'une demi-heure à trois quarts d'heure au maximum sans être toniques, ils ne tardent pas à amener une réelle fatigue.

Il est d'indication vulgaire de se prémunir en

sortant, contre le refroidissement, et pour cela d
se bien couvrir. Pris dans de bonnes conditions
les bains chauds doivent être relativement fréquents, tous les quinze jours environ.

Lorsqu'on veut faire fonctionner vigoureusement la peau, lorsqu'on veut pousser au maximum
les exhalations pulmonaires afin de déterminer
une perturbation dans l'organisme, on emploie les
bains d'étuve sèche ou humide qui sont également utiles, mais à des titres différents.

L'usage des bains sera variable, au point de
vue de la température, de la fréquence et de la
durée suivant l'âge des sujets ; chez l'enfant l'hygiéniste doit conseiller surtout les bains tièdes, à
moins que ce dernier n'atteigne aux limites de la
deuxième enfance ; dans ce cas, on lui donnera
quelques bains froids pendant la saison chaude,
mais les précautions les plus grandes devront être
prises pour bien sécher la peau et mettre l'enfant
à l'abri des refroidissements ; chez l'adulte, les
bains tièdes en hiver, en été les bains froids, ont
une grande utilité.

Dans la vieillesse, les bains tièdes sont seuls
permis, et cela pour deux raisons : si l'eau est
trop froide, une réaction suffisante est impossible
à cet âge ; si, au contraire, elle était trop chaude,
l'excès de la température pourrait amener des
congestions vers le poumon et le cerveau, accidents qui sont surtout à craindre dans cette période de la vie, et auxquels succombent le plus
souvent les vieillards.

Les femmes sont dans la nécessité de prendre

plus fréquemment des bains que les hommes, mais ce sont les bains tièdes qu'il faut leur conseiller le plus souvent, sans proscrire toutefois les bains froids qui rendent aussi de grands services et sont quelquefois employés, à titre de tonique, chez les natures débiles. Ces derniers forment, avec la natation, un exercice physique des plus stimulants et des plus salutaires.

Les tempéraments forcent souvent à modifier les indications que nous venons de donner; c'est ainsi que nous conseillons autant que possible aux gens nerveux, d'user des bains tièdes, aux individus sanguins et pléthoriques de se plonger souvent dans de l'eau à une basse température, mais de n'y pas séjourner, afin que l'action ne soit pas prolongée et par suite ne devienne pas nuisible. Les personnes lymphatiques se trouveront bien d'ablutions froides et de bains de mer.

Mais ce qu'on doit regarder comme une nécessité, c'est l'obligation de faire fonctionner la peau des convalescents, surtout de ceux qui relèvent d'une affection éruptive; seulement, dans ce cas-là, le danger est très près de l'utilité et il faut, avant tout, prendre l'avis d'un médecin. Des bains intempestivement donnés dans des cas semblables, ont causé la mort de malades qui étaient auparavant hors de danger. Le refroidissement presque inévitable qui se produit à la sortie de la baignoire devient le point de départ de phlegmasies d'autant plus sérieuses que le sujet est plus débilité et incapable de réaction suffisante.

Toutes les professions à poussières, toutes celle qui exigent la manipulation journalière de subs tances ou toxiques, ou malpropres, à divers titres exigent des bains fréquents, sans préjudice de lavages réitérés que l'ouvrier doit faire, chaqu fois qu'il quitte son travail. Mais l'hygiéniste l plus exigeant ne prescrit guère qu'un bain pa semaine ; dans l'intervalle, il est de toute néces sité de faire des ablutions, c'est-à-dire des lavage au moyen d'une éponge ou d'un linge.

Ces ablutions, généralement pratiquées à l'ea froide, agissent dans le même sens que les bain froids, mais à un bien moindre degré, la réactio est plus facile ; il faut cependant éviter de les pra tiquer le corps étant en sueur. Elles ont pou résultat d'endurcir au froid les individus qui s' livrent, mais là encore il y a un écueil à éviter, e pour les enfants en particulier, le médecin doi toujours être consulté.

A côté de ces précautions générales il en es d'autres qui concernent divers organes spéciaux la chevelure par exemple, qu'il faut peigner e brosser avec soin, afin d'enlever d'une manièr complète les productions épidermiques ; de mêm pour la barbe qu'il faut nettoyer souvent.

Certains organes, outre les raisons générale de malpropreté communes à tous, sécrètent de produits spéciaux : les oreilles, le cérumen ; le paupières, la sécrétion de glandes spéciales ; ce productions, par leur accumulation, peuvent ame ner des accidents divers, tels que surdité, ophthal mies rebelles, etc. Des injections tièdes dan l'oreille avec de l'eau savonneuse, des lavages fréquents des paupières, sont les seuls moyens de remédier à cet état de choses.

La bouche a besoin de soins particuliers; les excrétions de cet organe agissent sur les dents et les détériorent, il se forme à la surface une accumulation d'un dépôt spécial appelé tartre qui ne tarde pas à les faire tomber. Pour enlever cet enduit, on fait usage de poudres dentrifices dont la meilleure est à coup sûr celle qui est formée de charbon et quinquina finement pulvérisés.

Certains organes dont la sécrétion sudorale est odorante (pieds, oreilles, etc.), exigent des lavages très fréquents.

CHAPITRE XV

DE L'EXERCICE. — SON INFLUENCE SANITAIRE. — DE LA MARCHE. — DE LA COURSE. — DE L'ÉQUITATION.

Définition de l'exercice. — Divers genres d'exercices. — Exercice modéré. — Exercice exagéré. — Effort. — Etude de l'exercice au point de vue de l'âge, du sexe, du climat — Exercice actif, station, marche, danse, saut, course chasse, escrime, jeux, natation, lutte, chant, équitation gymnastique.

On entend par exercice un ensemble de mouvements résultant de la contraction d'un ou de plusieurs muscles.

Chaque fois que ce phénomène se produit, deux actes particuliers ont lieu : l'un a pour siège les centres nerveux, l'autre se passe dans le muscle lui-même. Ce dernier est essentiellement caractérisé par un raccourcissement plus ou moins considérable.

Or, il résulte d'expériences physiologiques, que chaque fois qu'un muscle se contracte, il se produit dans l'intérieur de ses fibres une élévation notable de température, qui est le signe d'une combustion active, d'une absorption plus grande de matériaux et aussi d'une rénovation plus ou moins complète des tissus du muscle lui-même, de telle sorte que les produits de combustion et les éléments qui ne sont plus utiles sont éliminés par les sécrétions et en particulier par les urines et par la respiration, en beaucoup plus grande quantité, Edward Smith a démontré que pendant le repos complet, l'acide carbonique sécrété par les poumons est de 18,08 en une heure et de 180,60 lorsque le sujet observé fait un travail pénible.

De là deux effets principaux dans la contraction musculaire, l'un local, l'autre général. L'effet local consiste en une augmentation de puissance, de force et de vitalité du muscle, l'autre au contraire, en une exagération de l'appétit qui doit remplacer les substances brûlées et éliminées.

On distingue deux genres d'exercices, l'un actif dans lequel notre corps se meut en totalité ou en partie, par l'effet de sa seule puissance; l'autre passif, dans lequel au contraire, notre corps est influencé par une force étrangère, et n'est pas l'agent du mouvement qu'il éprouve.

Enfin l'exercice a ses degrés. Modéré, il est indispensable à l'accroissement du système musculaire : il nous donne la force et la vigueur, produit une sensation de bien-être par l'excitation de l'appétit qui l'accompagne, et rend la digestion plus facile, en augmentant l'élimination des principes qui, dans notre organisme, sont devenus inutiles. Insuffisant, il amène un alanguissement général, une faiblesse musculaire, et détermine un embonpoint qui, loin d'être une preuve

de santé, est, au contraire, la marque de la prédo
minance d'un tempérament mou et lymphati
que. Exagéré, il exige une dépense physique tro
considérable, il produit forcément de la courba
ture, de l'épuisement, et il faut, de toute nécessité
fournir par l'alimentation, un apport de maté
riaux assimilables qui puissent, par leur quantité e
par leur qualité, réparer les pertes qu'il entraîne
de là fatigue fréquente de l'estomac. Si le travai
étant pénible l'alimentation est insuffisante ou d
mauvaise qualité, l'organisme se trouvera dan
des conditions défavorables, qui le rendent apte
ressentir facilement l'influence des principes mor
bigènes. L'une des causes qui prédisposent le plu
à l'absorption des miasmes de la fièvre thyphoïd
et de la phthisie, est le travail exagéré coïncidan
avec une alimentation défectueuse.

Ce fait est bien connu et a été très sérieusemen
étudié, en médecine vétérinaire, il porte le non
de surmenage. Les animaux soumis à un travai
excessif ou surmenés, non seulement succombent
mais leurs muscles éprouvent, sous cette in
fluence, des modifications telles qu'ils deviennen
impropres à l'alimentation.

Dans l'espèce humaine, ces faits sont plus dif
ficiles à étudier; cependant on peut affirmer
d'une manière générale, que chez les individus
qui produisent trop de travail musculaire, les ma
ladies revêtent un caractère de gravité qu'elles
n'ont point, en général, chez ceux qui ne se livrent
qu'à un exercice modéré.

Ce n'est pas là le seul inconvénient que présente l'exagération de la contraction musculaire. Quand elle est trop prolongée, elle constitue l'effort; ce dernier exige, pour se produire, une immobilité momentanée des muscles du thorax et, par suite, une suspension de la respiration : dans ces circonstances l'effort ne peut être que passager et rapide; lorsqu'il est violent et prolongé, il peut être cause de ruptures, de hernies et de congestions passives.

Le repos musculaire est donc indispensable : la contraction du muscle, étant, avant tout, intermittente, on peut affirmer qu'un individu qui se livre à des efforts trop continus, n'acquiert jamais une aussi grande force que celui dont l'exercice est raisonné.

Le besoin d'action varie suivant l'âge et le sexe : chez l'enfant, il n'est jamais nuisible, quelque violent qu'il soit; chez l'adulte, au contraire, il faut un exercice bien réglé, qui ne dépense pas inutilement les forces, et ne produise pas la fatigue. Dans la vieillesse l'activité musculaire devient une nécessité, pourvu qu'elle soit sagement modérée; grâce à elle, le vieillard peut régulariser sa circulation et prévenir ainsi les congestions auxquelles ses organes sont si exposés.

La femme ne fait généralement pas assez d'exercices réguliers et au grand air, de là un amoindrissement de plusieurs facultés, une atonie générale qui est trop souvent cause des affections nerveuses et chlorotiques qu'on observe dans ce sexe.

Le climat a aussi de l'importance au point de

vue de l'exercice. Sur les hautes montagnes et dans les pays chauds, l'activité et l'énergie musculaire sont notablement diminuées.

Quels sont les divers exercices auxquels il est utile de se livrer ? Le premier est la *station ;* rester debout exige, en effet, une contraction alternative des muscles extenseurs et fléchisseurs des membres inférieurs et du tronc, et la preuve c'est que les efforts faits pour garder cette position constituent une des causes de fatigue les plus sérieuses.

Dans la station verticale la base sur laquelle repose le corps de l'homme est formée par la plante des deux pieds. Dans ce cas la verticale passant par le centre de gravité tombe entre les deux pieds.

Après la station verticale, vient la *marche;* ce second genre d'exercice met en action les muscles des jambes, des cuisses, du tronc, des épaules, des bras et, par suite, elle est particulièrement favorable. L'exercice de la marche est le meilleur qu'on puisse conseiller aux valétudinaires et aux convalescents, mais il faut choisir autant que possible, pour s'y livrer, un terrain plan bien aéré, exposé à la lumière et au soleil.

Londe, hygiéniste français, rapproche la danse de la marche; il n'y voit d'autre différence que la contraction plus vivement répétée des extenseurs et des fléchisseurs; la danse est, à beaucoup de points de vue, un exercice utile à la santé, pourvu toutefois qu'on ne s'y livre pas immédiatement après le repas, qu'on ne la prolonge pas trop avant dans la nuit, et surtout, que la salle dans laquelle on s'y livre ait des dimensions suffisantes, pour que l'air respirable n'y soit jamais chargé d'émanations délétères.

Le *saut*, est un exercice durant lequel le corps, séparé du sol sur lequel il repose, est lancé en avant par la contraction brusque des muscles des jambes ; c'est là un bon moyen de faire agir le système musculaire ; mais, à cause dela contraction violente qu'il nécessite, on doit l'interdire aux personnes qui ont une affection du cœur ou des organes respiratoires.

La *course* tient à la fois du saut et de la marche; les efforts musculaires violents qui sont nécessaires, ont pour conséquence l'interruption momentanée et réitérée de la respiration. La course est, en général, l'exercice préféré des enfants, dont elle développe le système musculaire, aiguise l'appétit, favorise la digestion, fortifie, en un mot, la constitution.

La *chasse* comporte alternativement la marche, la course et le saut ; elle offre donc l'utilité commune à ces trois genres d'exercice.

L'*escrime* fait agir particulièrement le membre supérieur du bras, donne de l'extension à la cage thoracique et doit être conseillée pour développer la poitrine ; de plus, lorsqu'on exerce également les deux côtés du corps, elle est très utile pour donner de la souplesse, de l'aplomb, de la grâce et de l'adresse ; c'est un excellent exercice que nous conseillons aux jeunes gens, aux personnes d'un tempérament lymphatique, et à ceux dont la poitrine est étroite.

Les *jeux* de toute espèce, n'ont pas seulement l'avantage de mettre en action sans fatigue un grand nombre de muscles, mais reposent en même temps le cerveau, et sont tous favorables à la santé.

Natation. — La *natation* produit un travail énergique, favorise le développement des membres et de la cage thoracique ; on ne saurait trop la recommander, elle est indispensable dans les bains froids un peu prolongés. Nous n'avons à parler ici ni du danger de se baigner avant la fin de la digestion, ni des autres inconvénients qui peuvent résulter du contact de l'eau froide avec le tégument externe.

Lutte. — La *lutte* est, au contraire, un exercice auquel il faut se livrer avec modération, et jamais après les repas : les efforts considérables qu'elle exige, et les arrêts circulatoires et respiratoires qui en sont la conséquence, peuvent dans certains cas être funestes.

Chant. — Parmi les exercices très utiles, nous citerons le *chant ;* il a pour effet, non seulement de porter les muscles du larynx et de ses dépendances, à leur maximum d'activité, mais encore de faire contracter avec vigueur les muscles de la poitrine et par suite de les fortifier ; de plus, grâce à l'action du diaphragme, l'estomac se trouve plus ou moins pressé, et la digestion s'opère avec une plus grande rapidité ; seulement la fatigue et l'abus sont bien près de l'usage et, dans ce cas, les conséquences sont plus fâcheuses que pour les autres appareils musculaires ; aussi faut-il ménager la voix des enfants, celle des femmes, celle des personnes prédisposées aux affections du larynx ou de la poitrine.

Equitation. — L'*équitation* est, d'après Londe, un exercice mixte qui oblige à la fois à des mouvements actifs et passifs ; elle offre de grands avantages, elle stimule les voies digestives et respiratoires et peut être conseillée aux jeunes gens et aux adultes. Il y a lieu, cependant, de ne jamais s'y livrer en sortant de table, et il est utile de prendre quelques précautions pour prévenir les inconvénients que peuvent avoir les chocs répétés et l'allure trop dure du cheval, surtout pour la femme et pour la jeune fille.

CHAPITRE XVI

DES HABITATIONS. — SOL. — EXPOSITION ET DISPOSITION DES MAISONS. — CUBE D'AIR. — VENTILATION. — CHAUFFAGE. — ÉCLAIRAGE NATUREL ET ARTIFICIEL. — MATIÈRES ÉCLAIRANTES. — GAZ. — ÉCLAIRAGE ÉLECTRIQUE. — ACTION SUR L'ŒIL DES RAYONS DIVERSEMENT COLORÉS.

Définition de l'habitation. — Choix de l'emplacement. — Nécessité de laisser pénétrer largement l'air et la lumière. — Choix du sol. — Campagnes et villes. — Conditions de salubrité d'une maison. — Diverses parties de l'habitation : Sous-sols. — Etages. — Capacité des pièces d'une habitation. — Cours. — Escaliers. — Plombs. — Latrines. — Cuisine. — Chambre à coucher. — Ventilation : ses divers modes. — Accidents qui peuvent résulter d'une ventilation imparfaite. — Procédés de chauffage : cheminées, poêles, combustibles. — Éclairage. — Vue.

Placé au milieu de conditions climatériques, quelquefois très redoutables, l'homme devait nécessairement chercher à se protéger contre les agents extérieurs. C'est dans ce but qu'il a construit des habitations, *milieu artificiel créé par l'homme pour s'abriter et pour se protéger*, ont dit les uns; *espace d'air respirable dont l'homme peut à son gré modifier les propriétés physiques et en particulier la température et l'humidité*, disent les autres.

C'est cette dernière définition que nous préférons.

Peu de questions méritent davantage de fixer l'attention ; on le comprendra facilement, si l'on veut se souvenir que nous passons la plus faible partie de notre existence à l'air libre. C'est là une des nécessités du climat où nous nous trouvons, et s'il y a des peuples qui vivent beaucoup plus que nous en plein air, il n'en est aucun qui ne soit obligé, à un moment donné, de se réfugier dans cet asile protecteur qui s'appelle une *habitation.*

Choix de l'emplacement d'une habitation au point de vue de l'altitude. Plaines et vallées. — Où établirons-nous notre maison? Lorsque nous aurons le choix de l'emplacement, nous adopterons de préférence un lieu faiblement élevé, afin d'avoir un air plus vif, plus pur et plus sain. Il faut se souvenir, en effet, que les miasmes tombent toujours dans le fond des vallées et quo là aussi règne une humidité, qu'il faut éviter à tout prix. De plus, une altitude moyenne est tonique et exerce une action stimulante sur toutes les fonctions.

Nous aurons soin de veiller à ce que le vent deminant n'y apporte aucune effluve, car la meilleure exposition ne peut lutter contre la présence d'une eau stagnante, d'un marécage, d'un canal, etc. Ce fait, rare dans une élévation modérée, est fréquent dans la plaine et dans les vallées. Ces dernières ne sont pas insalubres, lorsque l'air peut s'y renouveler facilement.

Voisinage d'un bois et d'une forêt. — Notr habitation réunira de bonnes conditions si ell est placée près d'une forêt, à cause de la quantit d'oxygène que donnent les arbres, mais il faudr se garder de la mettre au milieu d'un bois trè touffu, elle serait forcément humide.

Un hygiéniste a dit, qu'une maison devait êtr construite, non pour regarder dehors, mais pou voir dedans, voulant exprimer par là qu'il fallai y laisser pénétrer largement l'air et la lumière Rien n'est plus juste et plus vrai.

Orientation. — L'orientation de l'habitatio variera avec le climat ; dans le midi, afin d'évite la chaleur, nous préférons exposer notre maiso au nord ; dans le nord, au contraire, et dans le pays froids, au midi.

Le terrain sur lequel on construira doit êtr choisi avec soin : les Romains, qui ont laissé, dan tous les pays, les ruines de cités magnifiques, cherchaient avec un soin particulier à établir leur villes dans des situations exceptionnellement salubres, et pour cela, ils s'entouraient de renseignements précis.

Jamais, par exemple, ils n'édifiaient un centre d'habitations, sans avoir sacrifié quelques animaux et interrogé leurs viscères ; ils savaient parfaitement que le foie et la rate ne tardent pas à s'altérer dans un climat malsain.

Ils rejetaient, avec raison, les terrains marécageux et les terrains argileux, à cause de l'humidité que retiennent ces deux natures de sol. Quant aux terrains sablonneux, si la couche de sable est doublée au-dessous d'argile, et que l'écoulement des eaux soit difficile, on doit les éviter également.

Pour qu'une maison soit réellement très salubre, il faut qu'elle soit baignée d'air de tous côtés : c'est pour cette raison que les campagnes sont beaucoup plus saines que les villes, et que dans une ville, c'est toujours le quartier où la population est la plus nombreuse qui présente la plus grande mortalité relative.

Ce fait est évident, lorsqu'on étudie Londres et Paris. Prise en bloc, la mortalité des villes est d'environ 26 pour 1,000, celle des campagnes n'étant que de 21. Dans une même ville ce sont les quartiers les plus élevés qui sont les plus salubres.

Il est presque banal de rappeler que plus les rues d'une ville sont larges, les places spacieuses plus l'air circulera librement, et plus les villes seront salubres, mais il faut veiller à l'écoulement des eaux, à la bonne construction des bouches d'égout, et la preuve qu'il n'y a pas dans ces questions de petits détails, c'est qu'on a vu le voisinage de stations de voitures situées trop près des habitations devenir pour elles des causes d'insalubrité.

La salubrité d'une maison dépend, d'une manière absolue, de la qualité de l'air qu'on y respire ; tout ce qui vicie l'atmosphère, exerce une influence fâcheuse sur la santé des habitants. Rien, dans la construction d'un logement, ne doit être sacrifié à cette considération ; les épidémies sont d'autant plus meurtrières, dans un quartier ou dans un pays, que les habitations sont dans de moins bonnes conditions.

La loi de 1850, a prescrit un certain nombre d conditions pour la salubrité des habitations mai elle n'a pu, on le comprend, que donner des indi cations : elle définit cependant ce qu'il faut enter dre par habitation insalubre. « Sont, dit-elle, répu tées insalubres les habitations urbaines ou rurales les établissements publics ou privés qui se trou vent dans des conditions de nature à porter at teinte à la santé des personnes qui les habitent, sont occupés ou y séjournent à quelque titre qu ce soit le jour ou la nuit. »

L'une des propriétés de l'air contre laquelle faut se défendre est l'humidité. Il est des maté riaux qui retiennent toujours une certaine quan tité d'eau, le plâtre, par exemple, et les murs le plus épais sont ceux qui sèchent le plus difficile ment. C'est pour cette raison qu'il est bon de le recouvrir, à l'extérieur, de divers enduits, pein ture, silicates divers, etc.

Façades et murs. — Le Conseil d'hygiène or donne le blanchîment des façades des maison tous les dix ans ; cette ordonnance repose sur un raison de propreté et de luxe ; mais il y a auss une raison d'hygiène. Les particules organique qui, pendant ce laps de temps s'attachent à l'exté rieur, sont enlevées ainsi, et ne peuvent plus, pa putréfaction, devenir des causes de maladies.

A l'intérieur des habitations, les murs seron blanchis à la chaux ; recouverts de boiseries, de peinture à l'huile ou de papier. Le blanchîment à la chaux a l'avantage de préserver des particules organiques, mais il se salit vite, et il faut le re nouveler souvent. La dépense sérieuse qu'entraîne la peinture à l'huile la fait rarement employer, bien que la possibilité d'être facilement lavée, c'est-à-dire débarrassée des miasmes, la rende très salubre. Elle est surtout utile pour les boiseries, bien que l'évaporation des essences employées, les sels minéraux, le plomb en particulier, etc., puisse quelquefois être nuisible.

Les papiers sont, pour la plupart, exempts de ces inconvénients ; il faut se souvenir de n'employer qu'avec précaution certains d'entre eux, colorés en vert par des sels arsénicaux qui sont dangereux surtout quand ils ont l'aspect velouté.

Le bois et le fer sont les deux substances qui servent aujourd'hui à faire les charpentes de constructions. Le bois a l'inconvénient de ne pas mettre à l'abri des incendies, le fer est soumis à l'action de la température : il faut donc, avec ce dernier, prendre certaines précautions, à cause de sa dilatation possible.

Ce n'est pas seulement par crainte des incendies que nous proscrivons les toits de chaume, si universellement employés autrefois dans certains pays; mais ils entretiennent en outre dans l'habitation, une très grande humidité. On préfère, et avec raison, les toits en ardoises et en tuiles. Ces derniers exigent, au-dessous, un plafonnage qui s'oppose à la filtration de l'eau. Les maisons recouvertes de zinc ou d'autres métaux, subissent dans les combles en été, une température torride et en hiver un froid glacial.

Il faut encore, suivant le pays et le climat, modifier la forme du toit; dans les contrées froides, on donnera à cette partie du bâtiment une inclinaison telle que la neige ne puisse pas y séjourner; dans les pays chauds, au contraire, les terrasses qui permettent de respirer le soir pendant l'été, à l'abri de l'humidité du sol, sont si utiles et si agréables, qu'il y a lieu de les conserver.

Les murs de nos habitations seront percés de portes et de fenêtres; ces ouvertures constituent les principaux agents du renouvellement atmosphérique. Il faut qu'elles soient suffisamment grandes, car l'air pur et la lumière sont les premières conditions de la santé. On les disposera donc de manière à ce qu'il y ait le moins possible de courants d'air.

Les parquets les meilleurs seront faits en bois, séchés au-dessous par un courant d'air et séparés des matériaux de construction par un certain intervalle.

Les sous-sols sont généralement peu habitables à cause de l'humidité; il faut, de toute nécessité, les ventiler le mieux possible et n'y jamais coucher; ils ne seront bons que pour des cuisines, des caves et des offices.

On veillera à ce que les fenêtres par lesquelles ils prennent l'air ne s'ouvrent pas, comme cela a lieu trop souvent, en face d'une bouche d'égout.

Le rez-de-chaussée sera, à tous égards, plus sain que le sous-sol, mais moins que le premier étage, et on peut dire que la salubrité augmente à mesure qu'on s'élève; il ne faut cependant pas pousser les choses à l'excès et les règlements de police ont fixé la hauteur des immeubles à Paris, afin que l'air et la lumière puissent arriver à la partie inférieure; cette élévation règlementaire est subordonnée à la largeur de la rue.

La capacité d'une pièce doit toujours être proportionnée au nombre de gens qui l'habitent ordinairement. Lorsque plusieurs individus respirent chacun dans un espace restreint, l'atmosphère ne tarde pas à se charger des produits de l'exhalaison pulmonaire et cutanée, de poussières, de germes morbides et de matières corruptibles qu'il s'agit de chasser. On arrive à ce résultat par la ventilation. Elle charrie au dehors les gaz et les produits insalubres dont il est essentiel de se débarrasser. Nous reviendrons sur ce fait avec plus de détails, lorsque nous nous entretiendrons de la chambre à coucher.

Les cours, véritables réservoirs d'air, doivent être largement ouvertes, afin que le renouvellement atmosphérique y soit très facile.

Les cages d'escalier servent, elles aussi, très souvent de ventilateur, et il ne faut pas négliger ce point de vue dans les constructions, ainsi que cela arrive trop souvent à notre époque, où les règles de l'hygiène cèdent le pas à des considérations tout à fait différentes.

Dans les petites habitations, celles où la population est très agglomérée, dans la cage de l'escalier viennent s'ouvrir les plombs destinés à l'écoulement des eaux ménagères. Ces appareils jouent le même rôle que les éviers dans les cuisines des appartements plus riches, mais ils ont les mêmes inconvénients. Il faut avoir soin qu'ils soient bien hermétiquement clos, afin de ne pas laisser passer les odeurs; soumis à une irrigation fréquente, afin d'entraîner les parties solides qui se putréfient rapidement. Le grand inconvénient de ces tuyaux, c'est qu'ils sont en général facilement obstrués ; il faut alors se garder d'augmenter l'engorgement, en continuant à y jeter des matières solides ou liquides ; de plus à cause de leur situation à l'extérieur, ils gèlent et par suite crèvent très souvent.

D'autres parties de l'habitation répandent de mauvaises odeurs et peuvent être cause de méphitisme, en particulier, les latrines ; et cela est si vrai qu'un hygiéniste français a dit qu'un seul cabinet d'aisance mal construit pouvait infecter une maison entière ; aujourd'hui, grâce à des perfectionnements nombreux qui ont été réalisés, les uns par l'initiative privée, les autres par suite de l'injonction de l'autorité, toutes les fosses possèdent un tuyau de ventilation qui va s'ouvrir au-dessus des toits et porter ainsi les gaz dans l'atmosphère, bien au-dessus des maisons. On augmente le tirage de ces ventilateurs en les plaçant au milieu des corps de cheminées. Les sièges, de divers systèmes, sont pourvus d'appareils de descente, garnis de valvules chargées d'empêcher l'odeur des matières de remonter dans les appartements. Afin de compléter ces conditions, on a soin d'irriguer abondamment les conduits.

Malgré ces précautions, il y avait encore dans les fosses permanentes bien des dangers ; l'un de ceux sur lesquels l'attention est le moins fixée, est celui qui résulte des gaz inflammables et détonnants qui y sont contenus ; lorsqu'on jette dans les cabinets un corps en combustion, on court le risque de produire des explosions. C'est ce qui est arrivé naguère à Paris, rue du Temple, et pouvait avoir autrefois les plus graves inconvénients, quand les loges de concierge étaient, presque toutes, placées sur la fosse.

La difficulté de vider et de nettoyer les réservoirs des maisons a poussé les architectes à leur substituer divers systèmes mobiles qui n'ont pas les inconvénients que nous venons de signaler. Aucune question n'est plus digne d'être étudiée que celle-ci.

Mais les miasmes animaux et végétaux peuvent encore provenir d'autres sources, et en particulier des écuries, des étables et des mares. Si on le peut, il faut avoir soin de mettre ces causes d'insalubrité le plus loin possible de l'habitation.

Propreté des habitations. — Une des conditions les plus sérieuses de la salubrité d'une habitation est la propreté, non ce luxe qui ne regarde qu'à la surface, mais un soin méticuleux qui veille à ce que tout ce qui ne se voit pas soit plus soigné encore que ce qui se voit.

Battre les meubles, les tapis, les rideaux, n'est pas seulement nécessaire pour les conserver, c'est ncore chasser les miasmes qui s'y accumulent et peuvent, par leur putréfaction, produire des accidents.

Laver les murs n'est pas seulement leur donner un aspect plus agréable à l'œil, c'est en enlever les particules organiques si facilement putrescibles. Pour ces lavages, l'eau nous est dispensée depuis quelques années dans des conditions telles que l'hygiéniste ne peut que s'en réjouir.

En 1860, nous n'avions guère que 35 litres par jour et par habitant, aujourd'hui nous avons 100 litres, et dans peu de temps, chaque habitant aura, par jour, une moyenne de 200 litres. C'est là un fait considérable, et on ne peut que féliciter l'édilité parisienne d'être parvenue à pareil résultat.

L'une des pièces sur lesquelles il faut porter son attention est la cuisine, surtout à cause des odeurs qui s'y produisent, et qui peuvent se répandre dans l'appartement. La propreté la plus scrupuleuse doit y régner, et autant que possible, ou bien on l'éloignera de la chambre à coucher, ou bien on s'arrangera de manière à l'en séparer par deux portes.

Voilà, rapidement esquissés, les traits principaux qui influent sur la salubrité d'une ville ou d'une maison. Nous ne pouvons passer en revue toutes les pièces d'une habitation, ce serait chose fastidieuse et inutile ; mais nous allons nous occuper de la chambre à coucher. C'est elle, en effet, qui mérite le plus notre attention.

L'homme y passe en définitive le tiers de son existence ; il faut, de toute nécessité, qu'il y trouve un air suffisamment pur et largement renouvelé, et pour cela éviter toutes les circonstances qui peuvent vicier l'atmosphère. Il ne doit jamais y laisser séjourner avec lui ni animaux, ni végétaux; la nuit, les plantes sont toujours dangereuses à cause de l'acide carbonique qu'elles exhalent. Il ne faut pas, non plus, y prendre ses repas, à cause de la mauvaise odeur et des particules organiques que laissent après elles les substances alimentaires.

Mais avant tout, il faut que la chambre à coucher soit rigoureusement ventilée; sans cela, si elle était trop bien close, elle ne tarderait pas à se trouver dans les conditions d'un milieu à air confiné, l'oxygène diminuerait et il se produirait une grande quantité d'acide carbonique et de vapeur d'eau. Cette dernière elle-même, est le véhicule habituel des matières organiques, à la putréfaction desquelles il faut attribuer l'odeur qui existe toujours dans une pièce où plusieurs individus ont respiré.

Ces modifications de l'air d'une chambre sont très importantes, elles peuvent très rapidement amener la mort, car, selon Leblanc, lorsque l'atmosphère contient une partie sur 100 d'acide carbonique, cet air devient mortel; et un autre physiologiste, dûment autorisé, a dit qu'il suffisait que l'atmosphère contînt une partie sur 1000 d'acide carbonique pour voir les animaux qui y sont plongés éprouver un malaise très appréciable. Il y a des exemples nombreux qui démontrent la vérité de ce fait; les livres d'hygiène en relatent en grand nombre. Nous n'en citerons qu'un : 146 prisonniers à Calcutta, avaient été enfermés dans un cachot, dans lequel l'air ne se renouvelait pas. Au bout de dix heures, 123 étaient morts, et les autres malades.

La ventilation ou renouvellement de l'air n'est donc pas une question qu'on puisse laisser dans l'oubli. Si on en croit les physiologistes les plus autorisés, quand un local est bien ventilé, il faut que ses dispositions soient telles, qu'il puisse y entrer 10 mètres cubes d'air par heure et par individu.

Lorsque l'air vient à manquer brusquement, ou plutôt lorsque l'oxygène est rapidement en quantité insuffisante, l'asphyxie brusque se produit, exactement comme dans le cas de submersion ou de strangulation. Mais il est une espèce d'asphyxie progressive incessante, dont les effets ne se font sentir que lentement et à la longue, véritable empoisonnement chronique qui cause des ravages trés sérieux ; c'est elle qui amène les accidents que l'on observe chez ces enfants, pâles, bouffis, rachitiques, qui portent la marque d'un lymphatisme exagéré, et succombent phthisiques ou scrofuleux. Ventilons donc, non seulement nos chambres à coucher, mais nos maisons entières, ventilons largement nos écoles, nos asiles, les lieux de réunion, les salles de spectacle, et cela d'autant plus qu'un plus grand nombre d'individus y sont réunis, et qu'ils y passent plus de temps.

Le traitement de l'asphyxie rapide consiste à faire entrer dans les poumons la quantité d'oxygène nécessaire. Pour arriver à ce résultat on débarrassera le malade des vêtements qui peuvent gêner sa respiration, on le placera dans la position horizontale, près d'une porte ou d'une fenêtre, pouvant permettre l'accès facile de l'air, on fera exécuter à son thorax les mouvements qui, combinés avec ceux des bras, reproduiront le plus exactement possible la dilatation et le resserrement de la poitrine. Enfin, on pratiquera sur tout son corps des frictions excitantes.

Quand elle est suffisamment ventilée, une habitation n'est plus un réservoir dont les ressources s'épuisent, c'est un espace dont la provision se renouvelle, elle est dans les conditions les meilleures.

Pour nos maisons ordinaires, les portes, les fenêtres, les cheminées suffisent pourvu qu'elles soient bien construites et qu'on ne les ferme pas hermétiquement; car il y a encore en France, un des pays cependant où l'hygiène a fait le plus de progrès, 219,000 maisons où il n'y a pas de fenêtre et où la porte ou bien un trou fait dans cette porte et qu'il faut fermer pendant les pluies, est le seul mode de ventilation.

Laissons donc portes et fenêtres ouvertes, ayons soin de ne pas placer devant les cheminées des écrans en laine ou en papier qui empêchent qu'elles ne fonctionnent utilement. Et alors, si elles ont, par rapport au nombre des habitants, des dimensions suffisantes, la salubrité de la maison sera parfaite.

Mais quel est l'espace nécessaire à chaque individu, dans une pièce dont la ventilation n'est pas complètement assurée? Après bien des calculs les hygiénistes ont pensé, qu'il fallait dans ce cas

30 mètres cubes par personne, ou trente mill litres, c'est la ration d'air respirable, qu'a, dan sa caserne, le soldat anglais, tandis que, dans no locaux militaires, nos hommes n'ont guère qu 16 mètres cubes. Cette quantité n'est pas asse grande, et une ventilation active peut seule com penser cette insuffisance.

Quand des individus doivent être réunis en gran nombre dans des édifices publics, dans des écoles des églises, des hôpitaux, etc., il faut de tout nécessité produire un renouvellement atmosphé rique abondant.

Nous avons vu que, pour peu que le cubage soi faible, la ventilation doit donner environ dix mè tres cubes par habitant et par heure. Pour cela deux systèmes principaux sont en présence tous deux emploient une machine placée dan les caves des établissements que l'on veut venti ler ; dans l'un des procédés elle sert à aller cher cher de l'air au-dessus des bâtiments destinés le recevoir, et le pousser ensuite vigoureusemen dans toutes les pièces qui en ont besoin, c'est l ventilation dite *par propulsion;* dans le second au contraire, elle sert à attirer l'air dans les sal les ou il passe ainsi en abondance. C'est le sys- tème dit *par appel.*

L'hôpital Lariboisière à Paris, a d'un côté ses pavillons ventilés de cette manière, et de l'autre côté, par le procédé inverse.

L'air y circule très librement et dans l'un et l'autre corps de bâtiment la ventilation est par- faite.

Mais l'agent le plus actif du renouvellement de l'air est la cheminée. En été, chauffée à sa partie supérieure par les rayons du soleil, elle attire l'air contenu dans la pièce; en hiver, grâce à la combustion et au tirage qui a lieu dans nos foyers, elle devient le plus puissant moyen d'assainissement.

Rien n'est important à étudier comme le chauffage à ce point de vue, il est à la fois cause et remède de l'insalubrité de l'atmosphère.

Pour brûler, les matériaux de la combustion absorbent de l'oxygène et exhalent de l'acide carbonique et de l'oxyde de carbone. Car l'oxygène forme avec le charbon deux gaz, l'acide carbonique dont il a déjà été parlé, et l'oxyde de carbone. Le premier n'a aucune action mauvaise sur l'organisme et n'asphyxie que par sa présence seule en se substituant à l'oxygène qui n'est plus en quantité suffisante; le second au contraire, est toxique, c'est-à-dire agit à la manière d'un poison : c'est lui qui brûle dans nos foyers avec une flamme bleue.

Grâce au *tirage* qui se produit dans nos cheminées, les gaz sont entraînés et l'air renouvelé; mais il faut avoir bien soin que ce renouvellement se produise complètement et dans de bonnes conditions.

Les appareils de chauffage dans lesquels il n'existe pas, deviennent un réel danger, quelles que soient les précautions prises pour brûler la fumée, comme dans certains systèmes très en vogue il y a peu d'années. On ne saurait trop le répéter, les braseros, les chauffoirs à mains, les chaufferettes sont autant de meubles dont l'emploi peut devenir dangereux et qu'il faut proscrire d'une chambre à coucher. Il en est de même des poëles mobiles dont le tuyau, trop petit pour la cheminée, laisse souvent refluer dans la pièce le produit de la combustion, et dont le couvercle permet à une certaine quantité d'acide carbonique et d'oxyde de carbone de s'échapper par la partie supérieure.

Le meilleur mode de chauffage est la cheminée, les avantages qu'il possède sont nombreux. Grâce à ce système, les produits nuisibles de la combustion sont vite entraînés par la ventilation produite, et cela d'autant mieux que le tirage est plus régulier et plus actif. L'air de la pièce n'est pas desséché comme cela arrive quand on se sert d'un poêle, la vue du feu est agréable et réjouit l'œil.

Mais au point de vue économique, c'est de tous le plus dispendieux; il ne donne, en effet, que 6 à 7 pour cent de la chaleur produite par la combustion; il ne chauffe en outre que par rayonnement, de telle sorte qu'il n'impressionne que les parties qui sont directement en face du foyer.

Après les cheminées viennent les poêles, infiniment plus économiques, puisqu'ils donnent environ 35 pour cent de la chaleur produite; mais ce sont des appareils difficiles à régler; tantôt ils chauffent peu, tantôt au contraire ils chauffent beaucoup. Le mode de propagation de la chaleur est dans ce cas tout différent de ce qu'il était dans la cheminée; ce n'est pas par rayonnement que l'air s'échauffe, c'est par contact, et par suite, le premier phénomène qui se produit est la disparition de la vapeur d'eau contenue dans l'atmosphère, qu'il faut nécessairement remplacer; on obtient ce résultat en plaçant sur le poêle un vase rempli de liquide, dont l'évaporation lente supplée à la dessiccation de l'air.

Les poêles donnent beaucoup de calorique et rendent frileux, c'est là encore une considération qui doit les faire bannir des chambres où vivent des vieillards et des convalescents.

La substance avec laquelle ils sont confectionnés a une grande importance; les poêles en fonte ou en tout autre métal s'échauffent très rapidement et se refroidissent de même; ils n'exigent donc pas beaucoup de combustible, mais ils ne gardent pas la chaleur; ceux qu'on fabrique en faïence, au contraire, s'échauffent lentement, mais se refroidissent de même, aussi sont-ils employés de préférence dans tous les pays très froids.

Mentionnons aussi un accident qui se produit avec les poêles en fonte; lorsqu'ils sont surchauffés, ils laissent passer à travers les pores du métal, une certaine quantité d'oxyde de carbone, gaz qui peut, nous l'avons vu, produire des accidents.

Il faut avoir soin de ne jamais fermer la clef des poêles, comme quelques personnes le font, pour diminuer la marche du chauffage, on transformerait ainsi le poêle en un véritable brasier, et il y aurait lieu de redouter les accidents dont nous avons parlé.

Les poêles dits mobiles ne doivent jamais être placés dans une chambre à coucher.

Les fourneaux au coke et au charbon de terre sont des modes de chauffage très employés, à cause de l'économie qu'ils réalisent : non seulement ils possèdent tous les inconvénients des poêles, mais encore le combustible exige pour brûler une si considérable consommation d'oxygène, et produit une si grande quantité d'acide carbonique, qu'il faut les employer le plus rarement possible ; ils répandent en outre une très mauvaise odeur.

Les calorifères à circulation d'eau chaude ou d'air chaud, seraient, à proprement parler, les meilleurs appareils de chauffage, s'ils ne donnaient pas une chaleur sèche que quelques personnes supportent difficilement. Ils ne peuvent être utilement et hygiéniquement employés que dans les édifices publics, dans la cage de l'escalier des habitations privées, dans les antichambres, etc., mais il faut les proscrire des chambres à coucher, où la cheminée doit être conservée.

Les combustibles exigent tous pour brûler une grande quantité d'oxygène, c'est là le plus grand inconvénient de leur emploi. Ils n'ont pas tous, à beaucoup près, la même valeur hygiénique : le bois, est, à notre point de vue, le meilleur combustible, mais ce n'est pas le plus économique, car il donne la moins grande quantité de chaleur, et si nous le préférons, c'est surtout parce qu'il dépense comparativement peu d'oxygène. La houille chauffe beaucoup mais elle a l'inconvénient de donner de l'odeur et de la fumée. La tourbe ne peut être que très exceptionnellement employée ; son insalubrité est notoire.

Depuis quelques années on se sert de gaz de l'éclairage comme moyen de chauffage, et c'est même, sous certains points de vue, un bon moyen. Le gaz en effet, donne beaucoup de chaleur, malheureusement il consomme une grande quantité d'oxygène, produit beaucoup d'acide carbonique et de vapeur d'eau et exige les plus grandes précautions à cause des explosions possibles. La prudence la plus élémentaire veut qu'on se garde de rechercher les fuites avec une lumière.

A côté du chauffage et comme cause de viciation de l'atmosphère, il faut s'occuper de l'éclairage qui, lui aussi, ne s'obtient que par la combustion de certaines substances. Or, tout corps qui brûle consomme de l'oxygène, répand dans l'atmosphère des produits irrespirables, et élève la température. Les combustibles plus spécialement employés pour l'éclairage sont : le suif qui sert à faire la chandelle, la cire, avec laquelle on fabrique les cierges, l'acide stéarique, au moyen duquel on fait les bougies, les huiles, le gaz et l'étincelle électrique.

Le suif, et par suite les chandelles, versent dans l'atmosphère des produits divers, âcres, fumeux, et difficilement supportables, de plus, il exige pour brûler, une quantité véritablement considérable d'oxygène. Les bougies et les cierges sont infiniment préférables, la quantité d'oxygène employée est cependant encore très grande. Les huiles, grâce aux ingénieux mécanismes au moyen desquels on en fait usage, n'ont presque aucun autre inconvénient que la consommation du gaz comburant : plus elles sont pures, plus elles brûlent complètement, plus elles sont salubres. Le gaz répand dans l'atmosphère une grande quantité de charbon très divisé, et de vapeurs ammoniacales, il a de plus une odeur quelquefois très désagréable.

On donne le nom de gaz minéraux, ou d'essences minérales, à divers mélanges formés d'huile de pétrole, d'alcool, d'essence de thérébentine, etc., qui brûlent en répandant beaucoup de lumière, et sont par suite économiques : ces substances sont dangereuses à manier, exposent à des brûlures graves, à des explosions, répandent une très mauvaise odeur, il faut donc en restreindre l'emploi, et dans tous les cas, prendre avec elles les plus grandes précautions.

Quant à la lumière électrique, elle est essentiellement irrégulière, et il faut attendre de nouveaux perfectionnements pour que l'hygiéniste puisse la conseiller.

La *vue* a pour organe spécial l'œil, dont l'excitant fonctionnel est la lumière. Celle-ci émane de sources différentes, les unes naturelles, les autres artificielles.

L'exercice modifie beaucoup la puissance de la vision, mais il est de toute nécessité que la lumière ne soit ni trop éclatante, ni trop faible. Il faut éviter la fatigue que produit une attention trop prolongée et ne pas chercher à exercer sa vue sur des objets ou trop petits ou trop éloignés. Au bout d'un temps plus ou moins long, une lumière trop vive finit, en surexcitant l'organe de la vision, par affaiblir la vue et par produire la cécité.

Rien n'est donc plus défavorable que les murs blancs dans un pays où le soleil est ardent; c'est pour cela que dans le midi et en Italie surtout, les maisons sont généralement peintes de diverses couleurs. C'est pour la même raison que la neige et la poussière blanche, qui réfléchissent une grande quantité de lumière, fatiguent si rapidement notre œil.

Si à cette lumière trop intense vient s'ajouter l'action d'un feu ardent, comme dans la fabrication du verre, ou dans les professions qui obligent à un séjour prolongé près d'un foyer incandescent, on observe des ophthalmies graves et rebelles, qui la plupart du temps obligent à changer de profession.

L'organe de la vision est quelquefois frappé subitement par une lumière très vive, lorsque par exemple on passe très brusquement de l'obscurité au soleil ou qu'on regarde un foyer de lumière électrique; dans ce cas, la première sensation est ce que l'on est convenu d'appeler un éblouissement, c'est-à-dire justement la non perception par le cerveau des rayons lumineux, et par suite de l'obscurité.

Quand l'œil est privé de lumière pendant un temps trop long, sa sensibilité est dénaturée ; elle devient tellement vive que le moindre rayon lumineux occasionne un éblouissement considérable.

Les corps agissent sur notre œil de façons très différentes suivant leur coloration. Le vert et le bleu n'ont aucune action mauvaise ; le rouge et le violet, au contraire, fatiguent et donnent lieu à de la céphalalgie.

La vision est, de nos sens, celui qui présente les irrégularités les plus notables.

Certains yeux ont besoin d'être protégés contre une lumière trop vive dont ils ne peuvent supporter l'éclat ; l'usage de verres colorés en vert ou en bleu leur convient. D'autres sont atteints de myopie, c'est-à-dire qu'ils ne peuvent voir que les objets rapprochés ; cette infirmité peut provenir de deux causes différentes, tantôt de la forme du cristallin, tantôt au contraire, d'un vice de conformation des membranes profondes de l'œil. Dans tous les cas, il faut, pour la corriger, des verres concaves qui rectifient la vue et permettent de distinguer les objets à distance normale.

L'affection diamétralement opposée à la myopie est la presbytie : dans cet état de la vision, on ne peut voir que les objets éloignés. On corrige cette infirmité au moyen de verres convexes. La presbytie est fréquemment le résultat de l'âge ; ainsi les vieillards que l'on voit éloigner de leurs yeux les livres et les objets qu'ils regardent, en sont tous atteints.

L'effet d'une lumière trop vive, sur les enfants,

se manifeste quelquefois par de la fièvre, de l'agitation, des convulsions plus ou moins graves, c'est une des causes qui rendent la veillée si funeste à cet âge.

Tout ce qui amène une diminution dans l'énergie vitale, les pertes sanguines abondantes, les privations prolongées, la maladie, l'alcoolisme, l'abus du tabac, influent sur la vision.

Les malades sont très sensibles à l'action de la lumière, aussi recherchent-ils toujours l'obscurité.

Les individus pléthoriques, qui ont le sang trop riche, ont facilement des congestions des membranes de l'œil; les tempéraments nerveux, des troubles fonctionnels ; les lymphatiques et anémiques, des affections qui tiennent particulièrement à la pauvreté du sang qui vient exciter la rétine.

L'exercice modéré et certaines conditions favorables, perfectionnent l'organe visuel, et le rendent moins impressionnable ; diverses professions, au contraire, comme la gravure, l'horlogerie, le rendent très sensible à la fatigue.

Il est important de ne pas travailler le soir avec un éclairage insuffisant, comme le font si souvent les couturières, qui doivent à cette circonstance l'ophthalmie dont elles sont fréquemment atteintes.

Par contre, si la clarté du gaz est trop éclatante, on devra la modérer en se servant d'abat-jour, de visières, de conserves bleu foncé, etc. ; toutefois l'excès de la lumière est moins à redouter que son insuffisance. Il faut donc préférer pour lire et écrire le soir, la lumière de la lampe à celle de la chandelle ou de la bougie. Les ouvriers qui ont besoin de concentrer sur un petit objet une assez grande quantité de lumière, emploient des globes de verre légèrement colorés en vert; ces globes ont l'avantage de rendre l'éclairage fixe, de diffuser la lumière et d'en atténuer ainsi les inconvénients.

En effet, toutes les fois qu'une lumière produit des oscillations trop répétées, on ne tarde pas à éprouver de la fatigue et une tension spéciale du globe de l'œil.

Une affection singulière découverte il y a quelques années seulement, et étudiée dernièrement sur les mécaniciens de chemins de fer, consiste à voir d'une couleur différente de leur teinte réelle les signaux de nuit placés sur la voie. Cette affection porte le nom de daltonisme.

Les individus qui travaillent à la loupe, ceux qui exercent leur profession sur des surfaces réfléchissantes, les métaux polis, les glaces, etc., feront bien d'interposer entre l'œil et l'objet, soit une feuille de papier huilé, soit une plaque légèrement opaque destinée à régulariser la lumière.

Il est bon de se souvenir que l'air qui environne le corps éclairant s'échauffe, et peut par sa température amener dans l'œil des congestions plus ou moins actives.

L'usage approprié des lunettes rend aussi d'immenses services, mais il faut les choisir avec soin, et toujours prendre l'avis d'un médecin : l'opticien le plus expert ne peut dans ces circonstances donner un bon conseil. Le myope doit porter le verre le plus faible possible, l'emploi des verres trop forts lui serait funeste; l'inconvénient est beaucoup moindre pour le presbyte; cependant, là encore, l'usage de lunettes mal appropriées est loin d'être inoffensif. Le pince-nez, d'un usage plus répandu parce qu'il est plus élégant, a l'inconvénient de comprimer les veines qui sont à la racine du nez et de produire le gonflement de l'œil.

CHAPITRE XVII

DU MODE DE TRANSMISSION DE QUELQUES MALADIES CONTAGIEUSES. — PRÉCAUTIONS A PRENDRE POUR LES PRÉVENIR. — ISOLEMENT ET DÉSINFECTION.

Maladies contagieuses, épidémiques, endémiques. — Contact médiat ou immédiat. — Agents morbigènes. — Virus, miasmes, contages, microbes. — Modes de propagation. — Action de la chaleur. — Agents qui servent l'assainissement : — Antivirulents. — Antiputrides. — Antifermentescibles. — Epidémies. — Choléra. — Peste. — Fièvre jaune. — Quarantaine. — Cordons sanitaires. — Lazarets. — Patentes de santé.

Maladies contagieuses, épidémiques, endémiques. — Les maladies contagieuses les plus répandues et qu'on observe le plus souvent sont la rougeole, la variole, la scarlatine, la diphtérie, la coqueluche, la fièvre thyphoïde, la tuberculose.

Bien que la contagiosité de cette dernière ait été niée, et soit encore l'objet de sérieuses controverses, les expériences du professeur Villemain, les faits cités par M. Vallin nous semblent entraîner la conviction et nous paraissent beaucoup plus probants, que ceux qu'invoquent leurs adversaires. Toute maladie susceptible d'être transmise par un homme malade à un individu sain est dite contagieuse.

Dans un certain nombre de cas le contact doit être direct, dans d'autres au contraire ce sont les objets qui ont appartenu aux malades, l'air qui les environne qui se chargent de principes pathogéniques et les transmettent ensuite aux individus qui sont dans des conditions possibles de réceptivité. Il y a bien encore là une contagion puisque le mal est communiqué par un individu qui est atteint à un individu sain, mais c'est par une altération de l'air que la transmission se fait.

Les maladies épidémiques sont, dans un grand nombre de cas, contagieuses ; elles attaquent en même temps beaucoup d'individus dans un même pays, elles dépendent d'une cause commune et générale, souvent accidentelle, répandue dans l'air et elles cessent avec cette cause.

Les maladies endémiques sont dues à des causes locales particulières à certaines contrées où elles règnent, soit constamment, soit à des époque fixes.

Les agents morbigènes qui transmettent aussi les maladies sont de différentes espèces. Tout le monde connaît la fièvre intermittente, affection due à une altération de l'air qui existe à la surface des marais, qui provient des matières organiques en décomposition et porte le nom de miasmes. Mais ces effluves paludéennes ne sont ni le seul mode de transmission des maladies, ni le plus actif, s'il est le plus redoutable ; il permet à certains individus d'échapper même dans les milieux infectés à l'influence pathogénique. Il n'en est pas de même lorsque la maladie se transmet par contact. Ce dernier peut être immédiat c'est-à-dire que le sujet contaminé et le sujet bien portant ont un attouchement qui permet le transport du contage de l'un à l'autre, ou médiat c'est-à-dire se faire non par le malade lui-même mais par des objets qui l'ont touché. La transmission dans ce cas-là s'opère le plus souvent, par un virus liquide virulent capable d'engendrer la maladie qui lui a donné naissance et de se reproduire d'une manière considérable dans l'organisme. Faut-il, comme le veut la théorie moderne, admettre que les virus sont essentiellement formés d'organismes microscopiques, véritables ferments qui pullulent dans certains milieux et sont cultivables dans des milieux analogues à ceux dans lesquels ils vivent? Tout porte à croire qu'il en est ainsi, et sans vouloir prendre parti dans la lutte, nous continuons à croire à l'existence des corpuscules très petits qui ont porté les noms de bactéries, vibrions, etc., et s'appellent aujourd'hui plus spécialement microbes. Nous n'entrerons pas ici dans la description des microbes et de leurs propriétés.

Disons seulement que leur pullulation est extraordinaire et qu'ils paraissent être la cause de la plupart des maladies contagieuses. Il faut de toute nécessité prendre contre ces organismes les précautions les plus sérieuses. L'une de celles qui s'imposent le plus facilement à l'esprit est la séparation absolue du malade, mais combien de temps doit-elle durer? Cet isolement, à notre avis, varie suivant la maladie: tandis qu'il doit être d'environ quarante jours pour la rougeole, la variole, la scarlatine et la diphtérie, il pourra être limité à 25 jours pour la varicelle et les oreillons.

Tous les objets ayant appartenu à des malades peuvent devenir le véhicule des germes morbides; tout le monde sait que les vêtements des cholériques, les marchandises venant de pays contaminés, ont pu importer le choléra dans des régions indemnes jusqu'alors. C'est pour remédier à la propagation des maladies contagieuses que depuis quelques années a été établi à Paris, un service qui fonctionne actuellement très bien. Chaque fois que sur le rapport d'un médecin un malade est soupçonné avoir péri d'affections transmissibles, immédiatement l'appartement où l'individu a succombé est nettoyé, désinfecté et approprié par les soins de l'administration. La famille est priée de remettre son linge, ses vêtements, ses draps, matelas, etc., et le tout est passé dans une étuve à 140° ou dans un récipient où on fait arriver des vapeurs d'acide sulfureux, gaz qui a la propriété de détruire les germes morbides.

C'est dans le même ordre d'idées que le préfet de police, après avoir pris l'avis du Conseil de salubrité, s'est entendu avec l'Assistance publique pour que des voitures spéciales, désinfectées après chaque voyage, soient affectées au transports de malades atteints d'affections contagieuses.

En parlant des viandes avariées, nous avons dit que certaines d'entre elles pouvaient servir à l'alimentation lorsqu'elles étaient bien cuites, et que la cuisson avait détruit les germes morbides. De tous ce procédé est le plus sûr, mais diverses substances dites désinfectantes ont la propriété d'enlever à l'air, aux divers tissus, aux gaz fétides les principes dangereux dont ils peuvent être chargés et les rendre inoffensifs pour la santé. Des désinfectants les uns agissent chimiquement en se combinant aux principes délétères pour former des corps inertes, les autres agissent mécaniquement en retenant et en emprisonnant les molécules de gaz, par exemple le charbon. Tout le monde connaît l'expérience qui consiste à introduire dans une cloche pleine d'ammoniaque et placée sur une cuve à mercure un morceau de charbon ; à peine celui-ci est-il introduit qu'il absorbe le gaz ammoniaque et le métal liquide se précipite avec une telle force qu'il casse la cloche. Un morceau de charbon peut absorber *8,000 fois* son poids de gaz.

Une propriété semblable ne pouvait qu'être utilisée par les hygiénistes, c'est elle qui rend si utiles les filtres en charbon.

M. Vallin dans son remarquable traité des substances désinfectantes a établi la classification suivante. Pour lui les agents qui servent à l'assainissement peuvent se diviser en quatre classes : 1° mécaniques, 2° absorbants, 3° antiseptiques, 4° antiputrides.

Les agents mécaniques, sont de plusieurs espèces : ventilation, lavage, etc., en un mot toutes les actions qui peuvent faire disparaître les sources et les produits de l'infection.

Les agents absorbants sont de deux sortes : physiques ou chimiques. Le type des premiers est le charbon dont nous avons parlé plus haut, les autres sont le sulfate et le chlorure de zinc, le sulfate de fer, la chaux vive ou éteinte etc. — Les antiseptiques sont des agents qui retardent, suspendent ou empêchent la décomposition (chlore, acide sulfureux, acide phénique, thymique, salicylique, solution de sublimé corrosif, etc., etc.). Enfin les antivirulents sont des agents qui détruisent, neutralisent les virus, contages, germes morbides, soit à l'intérieur, soit à l'extérieur de l'organisme ; parmi ces derniers citons : la chaleur (qui doit être portée au-delà de 100°), l'acide sulfurique, l'acide nitrique, les fumigations d'acide sulfureux, d'acide hypoazotique, chlorhydrique, etc.

C'est l'action de ces diverses substances que l'on emploie pour désinfecter les salles qui ont contenu des malades atteints d'affections contagieuses, les voitures qui servent aux transports, et, dans des étuves ou dans des appareils spéciaux, les linges et vêtements qu'ils ont portés.

Nous ne croyons pas utile de donner ici l'histoire des épidémies ; néanmoins, afin de pouvoir dire quelques mots des moyens employés pour s'opposer à leur invasion, et à leurs ravages, nous allons décrire brièvement la marche de l'une des plus terribles, sinon de la plus meurtrière d'entre elles.

C'est en 1817 que part pour la première fois des bords du Gange, dans l'Inde, le choléra épidémique.

Il commence par dévaster presque toute l'Asie ;

il prend ensuite la direction de l'Occident, à travers la Syrie, la Perse, l'Arabie et l'Afrique. Là, il s'arrête et fait une halte de plusieurs années. Puis, sans cause connue, il envahit la Pologne, la Prusse, l'Autriche et la Hollande. En 1831, il sévit en Angleterre; en 1832, il décime la France où il entre par Calais.

Dans la seconde épidémie sa marche n'est pas moins nettement tracée. On le voit de nouveau, en 1846, renaître dans les marais du Gange, et il s'avance jusqu'à Samarkand; il moissonne ensuite à la Mecque un grand nombre de pèlerins, venus pour faire leurs dévotions au tombeau du Prophète. Il envahit l'Afghanistan, la Perse, la partie nord-ouest de la Turquie d'Asie et vient s'arrêter quelque temps dans l'Asie-Mineure. De là, sa marche se dédouble: tandis que d'une part il ravage les ports de la Mer Noire, de l'autre, il gagne la Georgie, la Circassie, le sud de la Russie, la Finlande, la Suède. Par ces deux routes le fléau converge ensuite vers l'Angleterre et vers la France.

De 1849 à 1853, l'épidémie semble éteinte, mais elle reparaît, en 1854, avec une nouvelle intensité et fait de nombreuses victimes.

En 1865, c'est à la Mecque que l'épidémie prend son point de départ. Elle avait été apportée dans cette ville par des navires venant des Indes. L'Egypte fut le premier pays attaqué. Le *Sydney*, navire anglais, transporte la maladie à Suez, les habitants effrayés fuient dans la direction de l'Europe : Marseille d'abord, Paris ensuite, reçoivent les émigrants et le fléau se déclare.

En 1884 et 1885, le choléra éclate à Toulon sans qu'on sache bien sous quelle influence, mais ces apparitions a été surtout remarquables par la bénignité du fléau.

La prophylaxie maritime s'adresse surtout aux maladies pestilentielles, exotiques, peste, fièvre jaune, choléra.

La peste a fait de terribles ravages à Marseille, en 1720. Depuis elle n'a plus paru en France.

Ordinairement confinée sur les frontières de la Perse et de la Turquie. Elle a fait quelques apparitions près du lac Ourmiah en Cyrénaïque, à Wetlianka aux portes de l'Europe, tout récemment encore à Breda près de Bagdad.

Le foyer le plus important existe en Mésopotamie où parfois il se réveille avec une grande intensité. Si la France n'a guère à redouter la peste, la Russie centrale est menacée par Astrakan, la mer d'Azoff, la mer Noire et la Méditerranée par Ezaritzin, en cas d'épidémie sur la mer Caspienne.

La fièvre jaune qui naguère était limitée au golfe du Mexique se propage et s'acclimate tous les jours de plus en plus sur les régions chaudes de l'Amérique où autrefois elle ne faisait que de rares apparitions. Aujourd'hui ses trois foyers sont sur le golfe du Mexique, la mer des Antilles, la côte occidentale d'Afrique. Sauf quelques exceptions la contamination a toujours eu lieu par importation, par voie de mer. Ce mode de transport ne fait aucun doute pour l'Europe. En Espagne. Cadix, Gibraltar, Barcelone en 1870, en Portugal Lisbonne ont été particulièrement atteints. En

Italie, à Livourne, en France, à Cherbourg, le Havre, St-Nazaire en 1861, l'Angleterre, à Southampton.

Quarantaine, Cordons sanitaires, Lazarets. Patentes de santé. — Quels sont les moyens qui permettent de se préserver de fléaux si terribles, et que faut-il entendre par ces mots, *cordons sanitaires*, *lazarets*, *patentes de santé*, etc., qui sont immédiatement prononcés dès qu'une maladie de cette espèce semble vouloir faire son apparition.

Aussitôt qu'un pays est menacé, on établit autour de ce point un cordon de troupes échelonnées de manière à ne laisser passer ni voyageurs, ni marchandises, pour intercepter absolument les communications.

C'est ce qu'on est convenu d'appeler un cordon sanitaire.

Les cordons sanitaires sont maintenant regardés comme inefficaces et partout inutiles, du moins en Europe.

Il n'en est pas de même des quarantaines. Leur organisation a pour base la loi du 3 mars 1822, l'ordonnance royale du 18 avril 1847, deux décrets l'un de 1850, l'autre de 1876.

Si un navire entre dans un port avec des passagers atteints de maladies contagieuses à bord, ou ayant perdu dans la traversée un ou plusieurs malades, le navire est mis en *quarantaine*, c'est-à-dire éloigné du lieu de débarquement, dans une île autant que possible, ou sur un point des côtes peu habité, et où l'on a d'avance construit un édifice spécial chargé d'abriter les passagers, et qui se nomme *lazaret*. C'est là que séjournent l'équipage et les voyageurs du navire suspect, pendant un temps variable, c'est là que se purifient par différents moyens les marchandises et les lettres. Ces lazarets peuvent s'improviser au moyen d'habitations en planches, ou de tentes, ou même de navires convenablement aménagés. Selon que l'on a à craindre la peste, le choléra, la fièvre jaune et selon que l'éloignement est plus ou moins grand du point de départ, il y a aussi à tenir compte de la période d'incubation qui pour la peste ne va pas au-delà de huit jours et qui, pour le choléra et la fièvre jaune, varie entre deux jours et une semaine. Le choléra apparaît en toute saison : la peste au printemps et disparaît en juin, juillet, août, mois pendant lesquels la fièvre jaune est surtout à redouter. L'influence du froid est manifeste à Saint-Pierre, Terre-Neuve, où les navires ayant à bord la fièvre jaune ont pu arriver sans la transmettre à terre.

Chaque bâtiment, en partant d'un port quelconque, doit emporter un document extrêmement important qui porte le nom de *patente de santé*, et qui relate en détails l'état sanitaire régnant dans le lieu d'où le navire part. Si la patente est *nette*, d'après l'expression consacrée, le navire n'est pas cependant mis encore immédiatement en libre pratique, il faut que la déclaration du commandant, sur la santé à bord, et sur les incidents survenus pendant le voyage soient de nature à satisfaire les capitaines de santé, fonctionnaires placés dans chaque port pour veiller à l'exécution de précautions prescrites par les conférences internationales qui se sont successivement occupées de ces questions. Si, en 1865 deux fausses déclarations n'avaient pas été faites, l'une à Suez, l'autre à Constantinople, peut-être l'Europe évitait-elle la quatrième épidémie du choléra.

GYMNASTIQUE

Gymnastique sans appareils. Attitudes scolaires. — C'est à Mathias Roth que revient le mérite d'avoir le premier appelé l'attention sur les attitudes scolaires vicieuses : « On s'inquiète beaucoup, dit-il, d'enseigner aux enfants la manière de tenir le papier, la main, la plume quand on les fait écrire : mais on ne s'occupe pas de donner à leur corps une position telle que l'une des épaules ne soit pas plus haute que l'autre. C'est une pratique détestable, car une incurvation spinale latérale est le résultat constant de cette négligence. »

Les Drs Nicolas et Dally ont repris la question, et ce dernier a jugé le principe suivant absolument conforme aux lois physiologiques : « Il faut, dit-il (quand il écrit) que l'enfant soit assis sur les deux fesses et qu'il ne prenne pour aucune raison l'habitude de faire porter à l'une d'elles une surcharge quelconque ; puis très légèrement fléchi, il *pose ses deux poignets sur la table, sans s'appuyer ni sur l'un ni sur l'autre*. Quant au papier, la diagonale du parallélogramme où il figure, doit être perpendiculaire à sa table : et ailleurs il ajoute : « Si vous voulez que le papier reste droit, adoptez la ronde bâtarde. »

Formation de la section de marche. — La formation de la section, aux termes du *Manuel* *de Gymnastique et des exercices militaires* publié sous les auspices des ministères de l'Instruction publique et de la Guerre, se fait « sur deux rangs, les files de 10 à 12 centimètres l'une de l'autre, elle se compose de dix à quinze files.

» La distance d'un rang à un autre est de 40 centimètres mesurés de la poitrine des élèves du second rang au dos de l'élève qui les précède dans leur file.

» Le rang de taille est établi de manière que les élèves les plus grands forment successivement chaque file à partir de la droite. »

Ces principes sont applicables aussi bien aux filles qu'aux garçons.

Station régulière du corps. — Le même manuel donne les instructions suivantes :

« L'instructeur commande :

» *Garde à vous.*

» A ce commandement l'élève fixe son attention et prend la position suivante :

» Les talons sur la même ligne et rapprochés autant que la conformation de l'élève le permettra, les pieds un peu moins ouverts que l'équerre et également tournés en dehors, les genoux tendus sans les raidir, le corps d'aplomb sur les hanches et légèrement penché en avant, les épaules effacées et également tombantes, les bras pendant naturellement, les coudes près du corps, la main un peu tournée en dehors, la tête droite sans être gênée, les yeux dirigés droit devant soi.

» Pour faire reposer, le professeur commande

» *En place. — Repos.*

» Au commandement de *repos*, l'élève reste en place, sans être tenu de garder l'immobilité ou la position. »

Le Dr Collineau recommande avec justesse aux jeunes filles de ne pas exagérer le mouvement de projection en avant de l'estomac qui doit au contraire être rentré et ne pas dépasser le plan de la poitrine. « Loin, dit-il, de rejeter la tête en arrière (attitude qui fait pointer le menton en avant), la tête doit être légèrement fléchie et le menton serré au cou, le haut du corps, seul, doit saillir, ce qui s'obtient en rejetant les épaules, mais les épaules seulement, en arrière. »

Mouvements de la tête, du tronc, des bras, des jambes. Mouvements combinés. — Voici d'après le manuel de gymnastique comment doivent s'opérer ces différents mouvements :

Marches rythmées. — Evolutions. — La régularité du rythme de la marche, ou, comme dit le Dr Collineau, la parfaite égalité dans la distance parcourue à chaque pas, voilà une des conditions fondamentales qu'il est nécessaire de remplir pour fournir une étape.

Ceci est tellement vrai que lorsqu'en faisant une étape les soldats chantent, ils le font avec une certaine mesure qui facilite leur marche et remplace pour eux la mesure battue par le tambour et la musique.

En conséquence, dit le manuel de la gymnastique, « l'instructeur doit s'attacher d'abord à habituer les élèves à faire des pas de la longueur voulue. Quand ils sont bien rompus à cette habitude, on accélère un peu l'allure de façon à arriver progressivement à la cadence de 115 pas à la minute. »

« Afin de donner au mécanisme du pas toute la régularité et toute la précision désirable, l'instructeur veille à ce que le corps porte bien sur le pied qui est en avant, à ce que les talons de l'autre pied se lèvent à temps pour faciliter ce mouvement et à ce que la tête reste haute, le corps ne penchant ni à droite, ni à gauche. »

Courses aux pas gymnastiques. — Pour exercer les élèves à la course aux pas gymnastiques, il faut d'abord leur apprendre le *pas* dit *gymnastique*.

Les règles précises sont les suivantes :

Le pied est : 1° détaché du sol et élevé d'une hauteur de 10 centimètres ; 2° porté en avant; 3° réappliqué sur le sol sur lequel il s'appuie par son tiers antérieur seulement.

Pour la course au pas gymnastique, le Dr Collineau conseille de ne pas lever les genoux trop haut, de raser le sol sans y poser le talon ; d'allonger franchement la jambe active ; de tenir les coudes au corps ; de pencher légèrement le tronc en avant et de ne pas renverser trop fortement la tête en arrière.

Equilibres. — Les exercices d'équilibres au nombre de neuf pour les garçons ont été réduits à trois pour les filles par les auteurs du *Manuel*. Cet ouvrage étant destiné aux deux sexes nous les indiquerons tous en notant ceux qui sont spéciaux aux filles. Ces exercices consistent :

1° *A se tenir sur une jambe, l'autre étant ployée en avant* (exercice réservé aux garçons).

2° *A se tenir sur une jambe, l'autre étant ployée en arrière* (exercice commun aux deux sexes).

3° *A poser les genoux à terre et se relever* (exercice réservé aux garçons).

4° *A se pencher en avant sur un pied* (exercice commun aux deux sexes).

5° *A se pencher en arrière sur un pied* (exercice commun aux deux sexes).

6° *A se pencher à droite ou à gauche sur un pied* (exercice réservé aux garçons).

7° *A se tenir sur une jambe, l'autre tendue en avant* (exercice réservé aux garçons).

8° *A se tenir sur une jambe, l'autre tendue en arrière.*

9° *A prendre une attitude familière aux gladiateurs* et dans laquelle la jambe gauche et le bras droit étant simultanément portés en avant, la jambe droite et le bras gauche sont fortement tendus en arrière (exercice réservé aux garçons).

Mouvements de natation. — Voici les règles qui président à cette gymnastique pour nous la plus salutaire de toutes.

En position de départ, les jambes bien à plat, les talons rapprochés du corps, par une forte inspiration on emplit les poumons d'air.

Au commandement de : *un*, les bras sont allongés, les jambes jetées en dehors et écartées le plus possible.

Au commandement de : *deux*, les jambes bien

allongées sont rapprochées vivement; on souffle par les narines.

Au commandement de : *trois*, on revient à la *position de départ*. Les mains se détournent en dehors et décrivent sans arrêt, un grand cercle, pour venir se remettre au point de départ. Les jambes se plient sur les cuisses qui s'écartent. Les talons remontent sans se quitter. *On emplit les poumons d'air.*

Le Dr Collineau dit que les aides (corde, sangle, réservoir de tissu-caoutchouc rempli d'air, plastron de liège, planche) sont bons au début en ce sens qu'ils donnent le temps d'inculquer en toute sécurité l'aisance et la régularité, dans les mouvements. Nous ne partageons pas sa manière de voir. D'abord, pour nous, on apprend mal la natation en s'exerçant sur un tabouret, sur un lit. La seule vraie et bonne manière d'apprendre à nager est de prendre des leçons dans l'eau, une ceinture de gymnastique passée sur la poitrine, un peu en-dessous de l'aisselle et attachée par l'anneau à une corde que tient le maître nageur qui de la galerie dirige les mouvements et qui seul est bon juge du moment où il doit laisser la corde flotter un peu, de façon que l'élève se soutienne seul sur l'eau sans s'en apercevoir, et rien que par ses propres mouvements de natation.

Tous les systèmes de ceintures en caoutchouc et en liège sont déplorables et propres à faire barbotter les élèves et à les empêcher d'apprendre. L'élève doit s'habituer à prendre à chaque brassée de l'eau dans la bouche et à la rejeter, à nager sous l'eau. Il est enfin de toute nécessité de ne jamais se mettre à l'eau sans se jeter.

On doit aussi apprendre à plonger.

Il faut éviter de se mettre à l'eau étant en sueur ou aussitôt après le repas.

Dans le cas de crampe on doit faire la planche et gagner au plus tôt la rive.

Exercices élémentaires avec les instruments, Haltères, Baton, Canne à deux élèves. — L'haltère se compose de deux bousles de fonte reliée par une barre d'environ 13 centimètres de long.

Le poids des haltères est variable et proportionné à la force des élèves.

Le *Manuel de Gymnastique* porte à dix-huit le nombre des exercices que l'on peut faire avec le bâton. Ils consistent d'une manière générale à porter le bâton horizontalement ou verticalement en sens différents, d'après des règles fixes, et dans des attitudes déterminées.

Le maniement à deux de la canne exige que les élèves soient de même taille et de même vigueur

Cet exercice a pour but d'accroître la souplesse des articulations de l'épaule et d'élargir le champ de ses mouvements. L'excellent ouvrage du Dr Collineau sera utilement consulté par ceux qui s'occupent spécialement de gymnastique; ils y trouveront des figures qui facilitent singulièrement la compréhension du texte.

FIN

TABLE DES MATIÈRES

GYMNASTIQUE

FIN DE LA TABLE DES MATIÈRES

ASNIÈRES. — IMPRIMERIE LOUIS BOYER ET Cie, 7, RUE DU BOIS.

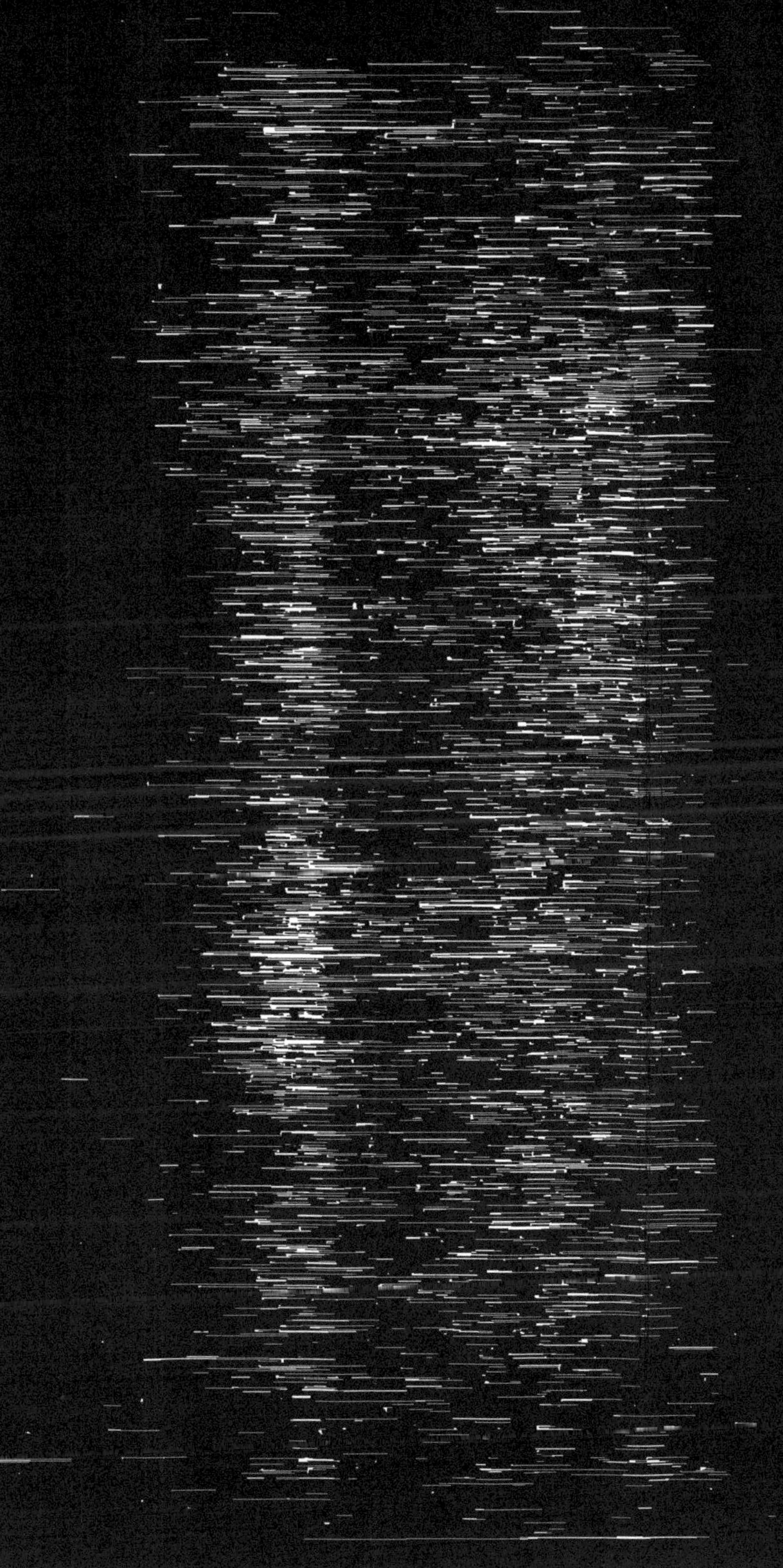

www.ingramcontent.com/pod-product-compliance
Ingram Content Group UK Ltd.
Pitfield, Milton Keynes, MK11 3LW, UK
UKHW020116200726
13856UKWH00002B/579

9 782011 757449